CB027137

# CHEGA DE ESTRESSE!

**Dados Internacionais de Catalogação na Publicação (CIP)**
**(Jeane Passos de Souza – CRB 8ª/6189)**

Amar, Patrick
    Chega de estresse: 21 dias para mudar / Patrick Amar, Silvia
André; tradução de Maria José Perillo Isaac. – São Paulo:
Editora Senac São Paulo, 2016.

    Título original: J'arrête de... stresser!
    Bibliografia
    ISBN 978-85-396-1094-5

    1. Estresse: Psicologia aplicada  2. I. André, Silvia. II. Título

16-412s                                          CDD-155.9042
                                          BISAC HEA010000
                                                 PSY036000

**Índice para catálogo sistemático:**
1. Estresse: Psicologia aplicada    155.9042

Patrick Amar
Silvia André

# CHEGA DE ESTRESSE!

## 21 dias para mudar

Tradução: Maria José Perillo Isaac

Editora Senac São Paulo – São Paulo – 2016

Administração Regional do Senac no Estado de São Paulo
*Presidente do Conselho Regional:* Abram Szajman
*Diretor do Departamento Regional:* Luiz Francisco de A. Salgado
*Superintendente Universitário e de Desenvolvimento:* Luiz Carlos Dourado

Editora Senac São Paulo
*Conselho Editorial:*    Luiz Francisco de A. Salgado
                         Luiz Carlos Dourado
                         Darcio Sayad Maia
                         Lucila Mara Sbrana Sciotti
                         Jeane Passos de Souza

*Gerente/Publisher:* Jeane Passos de Souza (jpassos@sp.senac.br)

*Coordenação Editorial:* Márcia Cavalheiro Rodrigues de Almeida (mcavalhe@sp.senac.br)
*Comercial:* Marcelo Nogueira da Silva (marcelo.nsilva@sp.senac.br)
*Administrativo:* Luís Américo Tousi Botelho (luis.tbotelho@sp.senac.br)

*Edição de Texto:* Heloisa Hernandez e Luiz Guasco
*Preparação de Texto:* Carolina Hidalgo Castelani
*Revisão de Texto:* Patrícia B. Almeida, Gabriela L. Adami (coord.)
*Editoração Eletrônica:* Manuela Ribeiro
*Impressão e Acabamento:* Gráfica CS Eireli

Título original: J'arrête de... stresser!
© 2013, Groupe Eyrolles, Paris, França
Groupe Eyrolles – 61 boulevard Saint-Germain – 75005 Paris – França

Organização da coleção: Anne Ghesquière
Ilustrações: Nathaniel H'Limi
Projeto gráfico: Hung Ho Thanh

Todos os direitos desta edição reservados à:
*Editora Senac São Paulo*
Rua 24 de Maio, 208 – 3º andar – Centro – CEP 01041-000
Caixa Postal 1120 – CEP 01032-970 – São Paulo – SP
Tel. (11) 2187-4450 – Fax (11) 2187-4486
E-mail: editora@sp.senac.br
Home page: http://www.editorasenacsp.com.br

Edição brasileira © Editora Senac São Paulo, 2016

# Sumário

# Nota do editor

A incerteza e a necessidade de atender a diferentes demandas no dia a dia fazem com que tenhamos de desenvolver muitas habilidades, seja para lidar com o tempo de forma eficaz, seja para administrar nossas emoções e não nos deixar dominar pela ansiedade ou pelos pensamentos negativos, seja para mantermos bons relacionamentos com outras pessoas – tudo isso sem abrir mão de nossos hobbies ou do tempo para nós mesmos.

Manter o equilíbrio entre as atividades que desempenhamos requer habilidade emocional, conhecimento de técnicas de relaxamento e alimentação adequada para que não nos estressemos. Assim, *Chega de estresse!* propõe um programa de 21 dias – tempo mínimo necessário para consolidar um novo hábito – em que o principal objetivo é gerir o estresse e seu impacto no cotidiano.

Para cada dia são sugeridas atividades e reflexões a fim de que possamos entender e lidar melhor com pensamentos e atitudes que muitas vezes adotamos e que acabam sendo prejudiciais a nós e às pessoas com as quais nos relacionamos.

Abordando aspectos da cultura francesa, este lançamento da Editora Senac São Paulo traz dados que acreditamos ser relevantes ao contexto brasileiro, na busca de um modo de vida mais saudável.

# Dedicatória

Ao Rafael e à Clara, estressadores essenciais e tempero da vida.
Aos meus avós e aos meus pais, à Claudia e ao Luis Miguel. O seu amor incondicional é o mais formidável antiestresse!

# Agradecimentos

Aos treinadores, psicoterapeutas e conselheiros da Axis Mundi, os quais inspiraram algumas destas reflexões.
Aos nossos clientes e pacientes, por suas elucidações sobre a vida, em geral, e sobre o estresse, em particular. Nós os ajudamos um pouco, eles retribuíram muito mais. Seus êxitos são uma poderosa fonte de inspiração e de motivação que nos impele a sermos melhores.
À Corinne Amar, por sua ajuda essencial na rigorosa revisão e na finalização do trabalho.
Ao Nathaniel H'Limi, ilustrador extraordinário.
Ao Laurent Gazet, por seu precioso apoio e seu olhar crítico sobre o livro, e ao Dirk Antonissen, por sua contribuição de especialista.
A Brigitte Vaudolon, Filippe Vernazobres e Benjamin Paty, por sua releitura e seus comentários pertinentes.
Ao Jonathan Benmouhar, por seu profissionalismo e sua inventividade no site www.jarretedestresser.com.
À Elisabeth Suied, que, sem estresse, releu as provas do trabalho, e à Claudia André, que as releu se estressando.
À equipe de Eyrolles e, particularmente, a Gwenaëlle, Sandrine, Anne e Eve, Magali e Karine, por seu entusiasmo e sua criatividade!

# Por que este livro?

O estresse? Todos falam dele, ninguém lhe escapa. Todos nós, um dia ou outro, cruzamos o seu caminho e, na maioria das vezes, isso ocorre com bastante frequência. Mudanças de vida – tais como trocar de casa, um casamento ou uma separação, o nascimento de um filho, uma promoção profissional, a perda de um emprego, uma licença, a aposentadoria – são fontes de estresse. Ele, não resta dúvida, é uma consequência inevitável da vida, podendo se manifestar de diversas formas, como pressão no trabalho ou em casa, preocupações financeiras ou com a saúde, a impressão de estar sobrecarregado e de não ter tempo para si, etc.

Sabemos, intuitivamente, o que o estresse representa, uma vez que já o vivenciamos, e, mesmo assim, não é tão simples defini-lo: uma atração de um parque de diversões, como a montanha-russa, pode parecer aterrorizante para alguém, ao passo que pode ser totalmente estimulante para outra pessoa. Aquilo que sentimos não é determinado somente pelo que nos acontece, mas principalmente pela maneira como percebemos tais eventos e como respondemos a eles. O que é realmente encorajador é o fato de que todos nós podemos aprender a reconhecer as nossas próprias respostas diante do estresse e, se necessário, desenvolver competências para lidar com ele. Para tanto, é preciso lançar mão de estratégias e de uma série de ferramentas e técnicas. Administrando bem o seu estresse, você será mais eficiente, conseguirá uma saúde melhor e expectativa de vida mais longa, além de ter ainda mais energia e mais curiosidade para tentar novas experiências.

O que é exatamente o estresse? Esta palavra veio da física, e foi usada pela primeira vez por um dos fundadores da pesquisa sobre esse distúrbio, o doutor Hans Selye. Originariamente, o termo designa "a força produzida por uma tensão sobre um corpo" (por exemplo, uma peça de metal curvada pode se romper em razão da força aplicada no metal). Selye observara que todos os seus pacientes tinham uma coisa em comum: seu estado físico estava significativamente degradado pelo estresse que sentiam, independentemente do que sofriam. O estresse estaria acompanhado de uma reação bioquímica no corpo para que ele se adaptasse a uma situação opressiva.

Se observarmos o mundo animal, veremos que a resposta dos animais diante do perigo é fugir da ameaça, ou, então, enfrentá-la e lutar contra ela. Para nós, a resposta ao estresse emocional é praticamente a mesma de quando percebemos uma ameaça física. As nossas reações corporais se modificam: os músculos ficam tensos e prontos para a ação, o coração acelera para levar o sangue até onde ele é realmente necessário – aos músculos e ao cérebro –, as nossas pupilas se dilatam para enxergar melhor, etc. Essas alterações físicas são consequência de uma reação hormonal quase automática, denominada reação de "fuga ou luta" (*fight or flight*). Nosso "sistema de alarme pessoal" se mobiliza para combater o adversário ou fugir dele. Isso pode se desencadear em uma situação totalmente corriqueira, como uma briga com um colega, mas o nosso corpo responde quimicamente como se estivesse confrontando um animal selvagem em plena mata.

O objetivo deste programa é ensinar a nos conhecermos melhor e a interpretar as nossas reações diante do estresse, a fim de melhorar o nosso bem-estar. Como explica a metáfora "do pé e do sapato", de Kompier e Levi, há três grandes tipos de estratégias para lidar com o estresse:

- eliminar situações muito estressantes ou sair delas – em outras palavras, "encontrar o sapato certo para o pé certo". Por exemplo, ao procurar o cargo ou o companheiro que nos convém;
- modificar o nosso ambiente (o nosso trabalho, o nosso companheiro...) para que corresponda às nossas necessidades, ou seja, "ajustar o sapato ao nosso pé". Nesse caso, tentamos atuar sobre o nosso ambiente profissional ou pessoal para torná-lo mais favorável;
- "fortificar o nosso pé" para que se adapte ao sapato, isto é, pôr em prática estratégias físicas, psicológicas e comportamentais de administração do estresse para nos preservarmos, apesar das pressões que pesam sobre nós.

## Meu programa em 21 dias

Este livro é resultado de anos de observação e de intervenção em terapia e em treinamento de questões ligadas, direta ou indiretamente, ao estresse. Nosso objetivo é ajudá-lo a lidar melhor com o seu estresse, até mesmo fazendo uso dele para mobilizar eficazmente os seus recursos.

Por que 21 dias? William James (1842-1910), fundador da psicologia americana, dizia que eram necessários 21 dias para adquirir um novo hábito.

Algumas décadas depois, o doutor Maxwell Maltz (1889-1975), renomado cirurgião plástico, afirmou que seus pacientes precisariam de no mínimo 21 dias para aceitarem as transformações físicas decorrentes da operação pela qual passaram. Logo ao se interessar pela psicologia, ele verificou que essa regra dos 21 dias se aplicava a toda mudança que um indivíduo quisesse empreender, como sugerira William James mais de um século atrás.

Antes de pôr em prática estas técnicas, é preciso estar consciente de que não existem soluções fáceis ou universais. Como veremos neste livro, o estresse é uma experiência essencial e profundamente individual e pessoal. Cada um lida com ele de uma forma: enquanto alguns se isolam para enfrentá-lo, outros se enfurecem contra tudo e contra todos.

Este programa tem como objetivo analisar o fenômeno em seus diversos componentes (físico, químico, cognitivo e emocional), assim como ajudar você a encontrar estratégias aplicáveis à vida cotidiana, maleáveis de acordo com o desejo de cada um. O objetivo é que cada qual se aproprie dessas técnicas, como já ocorre em outros domínios, e faça uso delas.

Talvez você já tenha suas próprias estratégias pessoais que funcionam muito bem. Neste caso, este livro irá ajudá-lo a otimizá-las.

Abordaremos o papel da química no processo do estresse, e também veremos a que ponto os pensamentos têm uma ligação estreita com as emoções. Depois, examinaremos as técnicas a serem praticadas no decorrer do programa, especialmente em certas esferas do nosso cotidiano nas quais o estresse se infiltra.

Você pode ler este livro sequencialmente ou escolher uma parte que lhe interessa mais, particularmente adaptada ao contexto ou às dificuldades recorrentes que encontrar. Cada sequência é independente, mas os capítulos iniciais sobre o relaxamento do corpo são particularmente importantes para iniciar ao programa.

Não se esforce para dominar as técnicas de uma só vez: é preciso tempo para aprender a se familiarizar com as ferramentas. Tampouco desanime se achar que está retrocedendo. Os aprendizados nunca são retilíneos, e a recaída é uma parte inseparável do progresso. Permita-se, todos os dias, separar um momento para desenvolver a sua capacidade de lidar com o estresse e, também, para melhorar a sua qualidade de vida. Valerá a pena!

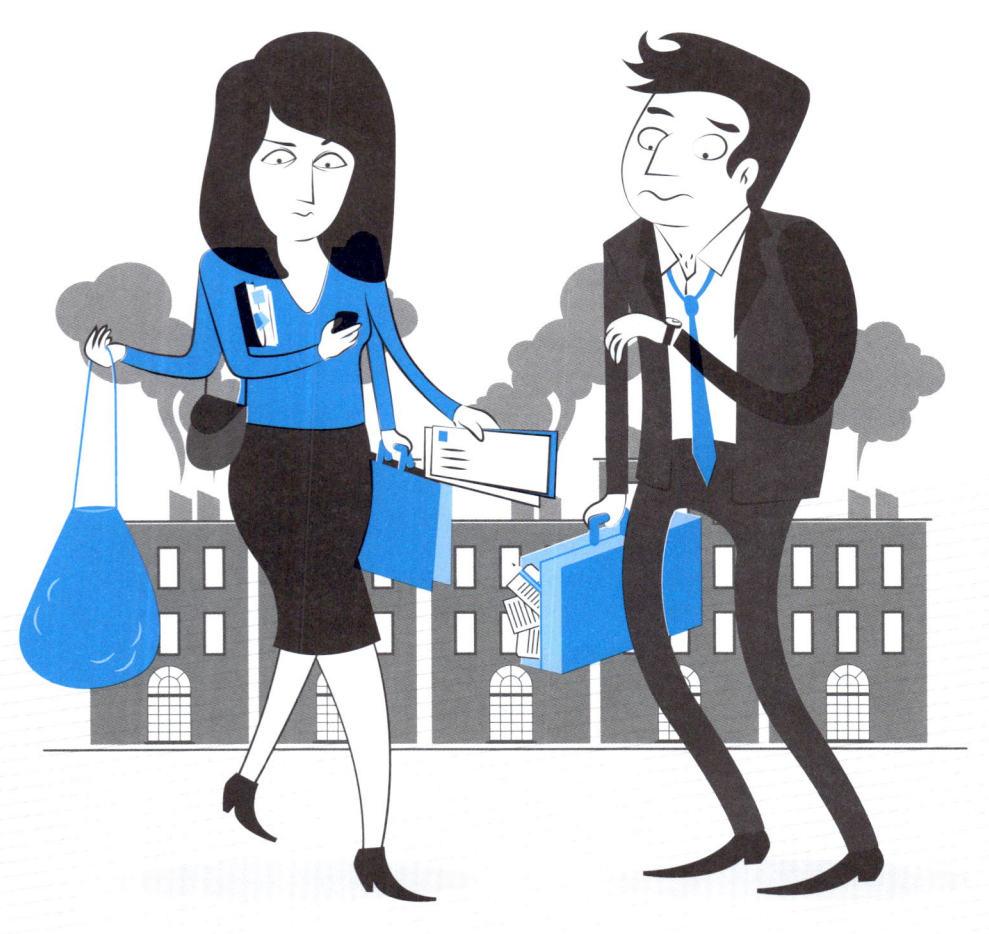

# 1ª SEMANA

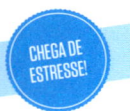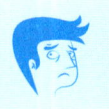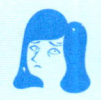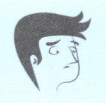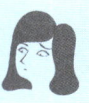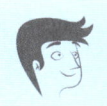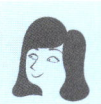

> Eu, Sandrine, 37 anos, estressada... no trabalho, em casa, em toda parte... decidi dar um basta... Mas não sei por onde começar. Mudar de emprego? Praticar ioga? Consultar um psicólogo? Tomar algo para aguentar? Topei com este livro por acaso... 21 dias... Improvável, mas, bom... disse a mim mesma que, a dois, ficaria mais fácil, e recrutei Pierre. Contamos a todos o que estávamos fazendo, portanto, já não era mais possível recuar. Vem à minha mente a frase de Goethe: 'Tudo é mais simples do que imaginamos e, ao mesmo tempo, tão mais complexo que não é possível compreender'. Bom, então, vamos em frente!

# 1º DIA

## Compreendendo o estresse

### Radiografia de um mal do século

Não há um único dia em que a palavra "estresse" não apareça na nossa vida. Pesquisas indicam que mais de 80% das consultas a um clínico geral estão, direta ou indiretamente, ligadas ao estresse. Apesar dos espetaculares progressos ocorridos em diversos campos da tecnologia e feitos para facilitar a nossa vida, temos menos tempo para o lazer do que há cinquenta anos. A vida profissional é causadora de estresse, e a ela se acrescentam as exigências da vida doméstica. As mulheres hoje trabalham em média 200 horas anuais a mais do que o faziam trinta anos atrás. E isso se torna ainda maior e mais complexo quando o lar é monoparental (um fenômeno que vem se tornando mais frequente).

Segundo uma pesquisa recente da Ipsos, 23% dos franceses se sentem estressados todos os dias, 52% têm problemas com o sono ligados a esse mal e 47% sentem um cansaço frequente, que atribuem ao estresse. Nossa vida mudou de tal maneira que, além dos habituais fatores de estresse (perder a carteira, pegar um resfriado ou ter a porta do carro arranhada), somam-se outros, como: o barulho dos vizinhos, a aglomeração de pessoas, o trânsito, o toque do celular, etc. É possível que um fator estressante (um acontecimento ou outro fator que cause o estresse) seja suportável, mas quando vários deles se acumulam ao longo do tempo, os recursos físicos e emocionais se enfraquecem.

Esse fenômeno é transversal e atinge todas as camadas da sociedade, quaisquer que sejam as atividades. Etimologicamente, a palavra "estresse" deriva do verbo latino *stringere*, que significa comprimir, exercer pressão, apertar. Foi somente em 1940 que Hans Selye introduziu a noção de estresse como "sistema de alarme". A ideia se desenvolveu no decorrer

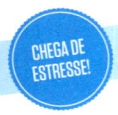

dos anos e, atualmente, considera-se que o fenômeno do estresse seja decorrente de três causas principais:

- uma resposta fisiológica e psicológica;
- uma condição externa;
- uma avaliação pessoal a respeito das exigências externas e dos recursos necessários para enfrentá-las.

Para simplificar, poderíamos dizer que o estresse nasce do fato de nos defrontarmos com uma situação problemática ou ameaçadora que nos parece impossível administrar de maneira eficaz. Os cientistas descobriram as quatro caraterísticas que induzem a uma resposta de estresse na maioria das pessoas. Mesmo que a sua origem seja diferente para cada indivíduo, existe um conjunto de elementos comuns que provoca estresse em todas as pessoas. É como se fosse a receita universal do estresse, cujos ingredientes são:

| Ameaça | Sentimento |
|---|---|
| Controle fraco | Não tenho nenhum controle da situação. |
| Imprevisibilidade | Não sei absolutamente o que acontecerá. |
| Novidade | Nunca vivi ou experimentei isso. |
| Ego ameaçado | Sinto-me posto à prova. Duvido das minhas capacidades. |

## O estresse agudo: parece *déjà-vu*?

O estresse agudo é a forma de estresse mais conhecida. De curta duração, ocorre em reação a pressões imediatas do ambiente. É preciso ficar atento aos pensamentos que podem surgir ao passar pelas situações descritas a seguir:

- Você está atrasado para um compromisso importante e fica preso em um enorme engarrafamento de trânsito...
  *Não tenho nenhum controle da situação!*
- O seu chefe tem uma personalidade instável e a cada dia lhe reserva uma nova surpresa...
  *Não sei o que acontecerá!*
- Você está esperando o primeiro filho...
  *Nunca vivi isso!*

- Um novo colega o questiona a respeito de sua maneira de trabalhar... *Sinto-me posto à prova!*

A sensação de estresse provoca uma resposta: a secreção hormonal. Essa função, que remete a mecanismos adaptativos ancestrais, serve para mobilizar a sua energia a fim de prepará-lo para se defender em situações estressantes. Esses mensageiros químicos lhe permitem, por exemplo, fugir a toda velocidade, se necessário, pois toda a sua energia será enviada aos músculos. A natureza é inteligente o bastante para permitir tomar o caminho menos complicado para realizar as tarefas.

## Do alarme ao esgotamento...

Imaginemos que seu chefe o chame para a sala dele com um tom de voz agressivo. Como você reage? É possível que você tenha a sensação de levar um breve choque (as pernas amolecem ou os pelos dos braços se eriçam), depois, instintivamente, o seu organismo se coloca em modo de mobilização geral. Por serem em grande parte controlados e regulados pelo sistema nervoso e pelas glândulas endócrinas, esses mecanismos de reação em cadeia compreendem duas fases e, às vezes, até três:

- **a fase de alarme:** primeiro, as suas glândulas suprarrenais liberam adrenalina ("o hormônio da luta") e outros hormônios a fim de pôr o corpo em estado de reação imediata; graças a esse mecanismo, as percepções (a importante dilatação da pupila), a força muscular e os reflexos ficam temporariamente decuplicados. É a célebre resposta "lutar ou fugir", um estado de grande vigilância em que é preciso decidir se correrá da situação ou se vai enfrentá-la. A mente se agita e funciona a cem por hora;
- **a fase de resistência:** depois de mais ou menos 10 minutos, são acionados vários outros mecanismos, que levam à elevação da taxa de colesterol, de ácidos graxos, de açúcar (glicemia) no sangue e dos fatores de coagulação, à inibição do funcionamento dos glóbulos brancos, etc. Nesse momento, o organismo libera novos hormônios, entre os quais a endorfina, o cortisol, a dopamina e a serotonina. Tudo isso com a finalidade de empreender ações como correr três quilômetros ou matar um leão em plena savana. Nesses casos, você está em condições de reagir com os argumentos necessários à ira do seu chefe.

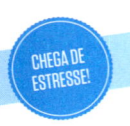

Normalmente, essas duas primeiras fases são benéficas. As reações de estresse agem como estimulante para o organismo a fim de mobilizar ao máximo os seus recursos e reagir à situação. O cortisol é conhecido como um anti-inflamatório que age sobre a memória e sobre a aprendizagem (para que nos lembremos dos detalhes da nossa sobrevivência!). Porém, o simples fato de se colocar em modo ativo restabelece o equilíbrio dos hormônios no sangue. Depois que a condição que provocou estresse foi resolvida (o chefe está satisfeito com as suas explicações), vem a reação de alívio e o corpo sente cansaço; após um período de repouso, o organismo volta ao seu metabolismo habitual.

Mas, quando a situação estressante se estende por muito tempo sem solução ou quando se repete com demasiada frequência, ultrapassando limites suportáveis, ou, ainda, quando o sistema nervoso não pode superar a fase de resistência (especialmente com as pessoas ansiosas), mais cedo ou mais tarde, o organismo entra em um terceiro estágio:

- **a fase de esgotamento:** nesta fase, os mecanismos de reação funcionam sempre a todo vapor, acarretando um desperdício de elementos bioquímicos, bem como desordens metabólicas e fisiológicas. O organismo se esgota, alguns órgãos ou sistemas se fragilizam ou diminuem o ritmo de funcionamento. Em última análise, e em situações extremas, o estresse contínuo mata. Um nível elevado de hormônios de estresse no sangue, mesmo em situação normal, é indício de estresse no corpo.

Antes de chegar a essa fase, deve-se liberar toda a energia acumulada. Com muita frequência, no dia a dia, essa energia é dispensada sob a forma de raiva, consequência do estresse. É importante reconhecer os primeiros sinais desse distúrbio (batimentos cardíacos elevados, respiração acelerada, suores), a fim de evitar seus efeitos nefastos.

### Nem todos reagem da mesma forma ao estresse

A ISMA (International Stress Management Association) lembra que nem todos reagimos da mesma forma ao estresse. As mulheres se queixam de estresse duas vezes mais do que os homens. A educação desempenha um papel importante em relação ao gênero. Os homens muitas vezes procuram ocultar o estresse por orgulho (*"homem não chora!"*), e podem utilizar estratégias equivocadas para lidar com ele, adotando condutas de risco, ingerindo produtos tóxicos, etc.

(cont.)

As mulheres são mais submetidas a uma sobrecarga de trabalho em razão da concomitância entre tarefas profissionais e familiares. Porém, elas descarregam melhor esse estresse graças... à fala. Ao expressarem suas dificuldades, elas liberam mais facilmente as emoções, tomam mais consciência de sua condição física e psicológica. Por isso, podem prever melhor as fases de esgotamento e procurar ajuda e apoio adequados.

Outros fatores contribuem para o aparecimento do estresse, como:
- problemas sociais e financeiros: endividar-se, viver em uma moradia precária... morar em um bairro pouco seguro causa duas vezes mais estresse;
- problemas ligados ao emprego: sobrecarga de trabalho, incerteza, falta de formação e de apoio social;
- problemas familiares e de relacionamento: solidão, divórcio, viuvez;
- problemas físicos: saúde em declínio, doença.

## Quando o estresse se torna nosso modo de vida: o estresse crônico

O estresse agudo implica a receita universal citada anteriormente: um evento do qual não temos bastante controle e que, para nós, significa imprevisto, novidade, ameaça. Não se trata necessariamente de um estresse ruim, pois nos permite administrar uma situação pontual, como evitar de imediato um acidente ou fazer um discurso em público.

Em contrapartida, o segundo tipo, o crônico, resulta de uma exposição prolongada e repetida ao estresse, o que é extremamente nocivo ao nosso organismo (ver a fase três, a de esgotamento, já abordada aqui).

O CESH (sigla em francês para Centro de Estudos sobre o Estresse Humano), no Canadá, explicou, com humor, como chegamos ao estresse crônico. Veja-mos o exemplo de Sandrine e Pierre, que trabalham na mesma empresa. O chefe deles antecipa a data da entrega de um projeto. Eles vivem um estresse agudo, e ambos mobilizam energia necessária para realizar essa tarefa. O responsável pede, então, para Sandrine efetuar outro trabalho, dessa vez, sozinha. Sandrine tem três filhos pequenos e já se sente sobre-carregada pela situação. A partir desse momento, ela corre o risco de que esse estresse venha a se tornar crônico. Sandrine passa por três fases:

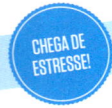
CHEGA DE ESTRESSE!

### A fase "gaviscon®"

Sandrine mobiliza continuamente a sua energia, pois está quase sempre exposta a situações que ativam o seu estresse. Os batimentos cardíacos se intensificam, a pressão arterial e as taxas de açúcar no sangue aumentam, a digestão paralisa. Depois de alguns dias sob esse regime opressivo, ela passa a ter diversos problemas de estômago. Ela, então, toma gaviscon® (um medicamento antirrefluxo) a fim de tentar remediá-los. É bom lembrar que ela também começa a ficar irritável, irada, ansiosa e um pouco deprimida... Tem frequentes dores de cabeça e muita dor nas costas... Está enfrentando uma situação nova, imprevisível, sobre a qual não tem muito controle e na qual se sente posta à prova.

### A fase "vinho e salame"

Sandrine se sente sempre muito estressada. Sua vida está se tornando um tanto caótica, pois tudo acontece ao mesmo tempo. O seu alarme pessoal está permanentemente ligado e consome toda a sua energia. Ela se sente nervosa, sobrecarregada, prostrada, irritável, ansiosa. À noite, fica matutando e não consegue adormecer; bebe, fuma e come mais, não consegue mais se concentrar e está constantemente resfriada. Leva trabalho para a casa no final de semana e já não tem tempo de preparar o jantar. Compra comida pronta ou pede pizzas. Acalma-se com um ou dois copos de vinho todas as noites e prepara sua bandeja de frios quando as crianças estão dormindo. Dessa maneira, ela se permite ter um pequeno momento de repouso diário. Podemos compreendê-la... mas, a que preço?! É a fase "vinho e salame": o repouso chega em forma de álcool, de drogas ou de alimentos gordurosos, pois Sandrine acha que merece mesmo.

### A fase "depressão"

Sandrine não aguenta mais. Não consegue administrar o seu estresse, que se tornou crônico. Agora, precisa tomar os remédios que lhe foram prescritos. Nesta etapa, ela se afastou de todos, brigou com os colegas, engordou oito quilos e sofre de hipertensão. Está com o moral em baixa e em licença médica devido à depressão. O sistema está esgotado e não consegue mais garantir um bom equilíbrio.

# Distúrbios no sistema

A depressão não é o único distúrbio ligado ao estresse crônico. Os mecanismos fisiológicos envolvidos nesse tipo de estresse são numerosos e podem contribuir para uma grande variedade de distúrbios em todos os sistemas. A seguir estão os tipos de reações mais frequentes:

- *aceleração do envelhecimento*: o estresse aumenta os efeitos prejudiciais da oxidação, ou seja, o envelhecimento e a morte das células causados pelos radicais livres, células tóxicas do corpo;
- *déficit nutricional*: para produzir a energia solicitada pela situação, o corpo metaboliza mais rapidamente os elementos nutritivos, o que pode causar deficiência de aminoácidos, de potássio, de fósforo, de magnésio, de cálcio, de eletrólitos e de vitaminas do complexo B, entre outras. Em período de estresse, a absorção dos nutrimentos essenciais também é menor;
- *déficit imunitário*: o cortisol produzido em resposta ao estresse pode enfraquecer o sistema imunitário; o corpo se torna mais suscetível aos agentes infecciosos, benignos ou perigosos, e aos diferentes tipos de câncer. De forma bem simples, sabemos que as pessoas estressadas ficam resfriadas com mais frequência;
- *úlceras de estômago*: mesmo que agora se saiba que a maioria das úlceras é causada pela bactéria *Helicobacter pylori*, o estresse é um elemento que pode contribuir para o aparecimento das úlceras gástricas, dificultando o seu tratamento. O mal é reconhecido também por gerar maior propensão a casos de azia;
- *problemas ginecológicos*: algumas vezes se observa, nas mulheres estressadas, uma amenorreia (cessação das menstruações). De maneira geral, homens e mulheres estressados tendem a viver períodos de infertilidade;
- *problemas de saúde mental*: alguns estudos mostram que o estresse repetido pode causar mudanças de estrutura no cérebro e, progressivamente, ocasionar sintomas mais graves, como ansiedade, crises de pânico, fobias, dependências e distúrbios da alimentação (anorexia/bulimia);
- *doenças de componente psicossomático*: o estresse pode contribuir para exacerbar ou tornar crônicas algumas doenças, como a asma, a psoríase, a artrite reumatoide, a síndrome de fadiga crônica, a doença de

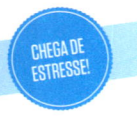

Crohn, a fibromialgia, a enxaqueca, a colite ulcerosa, a síndrome pré-
-menstrual, a obesidade, etc.;

- *agravamento das enfermidades*: embora o estresse por si só raramente cause uma doença grave, sabe-se agora que ele pode aumentar a suscetibilidade a diversas delas (entre as quais a hipertensão, as doenças cardiovasculares, o diabetes do tipo II e o câncer), e que ele pode acelerar sua evolução.

Infelizmente, as vítimas de estresse crônico nem sempre estão conscientes da sua situação, e menos ainda do fato de estarem comprometendo a própria saúde. A fim de diminuir o mal-estar causado pelo estresse, diversas pessoas podem adotar comportamentos de compensação: o aumento do tabagismo e do alcoolismo, a dependência das drogas, o excesso de sono, o isolamento... O fato de ingerir mais álcool, de comer mais chocolate ou de ver mais televisão talvez faça esquecer temporariamente o estresse, mas não o resolve. E novos problemas surgem, acrescentando mais peso ao estresse.

MEDITAÇÃO

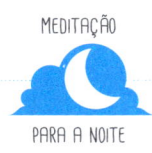

PARA A NOITE

- ✔ O estresse é um fenômeno transversal que atinge todas as camadas da sociedade, quaisquer que sejam a idade ou a condição.
- ✔ Ele tem origem a partir da avaliação pessoal de uma situação que provoca em nós uma resposta física, psicológica e/ou emocional.
- ✔ O estresse emerge diante de uma situação percebida como ameaça pessoal por causa de sua imprevisibilidade, de sua novidade ou da impressão de ter perdido o controle.
- ✔ Em situação de estresse, liberamos hormônios, como a adrenalina, o cortisol ou a noradrenalina, para enfrentar a situação.
- ✔ Em caso de estresse crônico, o nosso organismo acaba por se esgotar, dando lugar a distúrbios físicos e psicológicos mais graves.

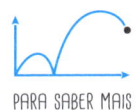

PARA SABER MAIS

→ Davis, M. & Eshelman, E. R. *The Relaxation and Stress Reduction Workbook*. 6ª ed. revisada. Oakland: New Harbinger Publications, 2008.

→ http://www.stresshumain.ca (site do CESH).

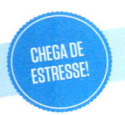 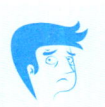 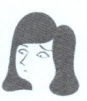 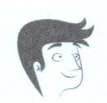 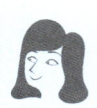

> Eu, Pierre, 35 anos, estressado — como todas as outras pessoas, imagino. Mas não como Sandrine, que perde o controle por conta de um comentário... Bom, às vezes, passo por uma grande crise de raiva ou sinto cansaço, mas, na maior parte do tempo, eu administro bem, ainda que atualmente eu esteja menos hábil para isso, já notei... inflexível no trabalho, sobrecarregado e com salário muito abaixo do justo. Aprender a administrar o estresse é a solução. Já dizia Darwin que 'as espécies que sobrevivem não são as mais fortes nem as mais inteligentes, mas as que se adaptam melhor às mudanças'. Então, eu disse à Sandrine: 'O.K., mas vamos fazer isso com seriedade, não igual ao seu último plano'... Acho que essa frase a estressou.

# 2º DIA

## Será que estou estressado? Autoavaliação

Você provavelmente está estressado, uma vez que o estresse é um problema frequente. Aliás, hoje em dia, muito mais pessoas falam disso, pois todos nós, em maior ou menor escala, estamos sofrendo pressão. Mas, para cada um, o estresse tem as suas particularidades e se manifesta de maneiras diferentes. Alguns ficarão irritáveis, enquanto outros se tornarão apáticos. Para alguns, a comida será uma tábua de salvação, ao passo que, para outros, será simplesmente impossível ingerir o que quer que seja ("meu estômago está fechado", "não tenho vontade de comer nada").

O quadro abaixo fornece um resumo dos sinais mais frequentes de estresse. Você pode assinalar todas as manifestações que lhe são mais ou menos aplicáveis:

| Sinais comportamentais | Sinais físicos | Sinais emocionais e psicológicos |
|---|---|---|
| Irritabilidade | Respiração acelerada | Angústia |
| Impulsividade | Fadiga, falta de energia | Sentimento de solidão |
| Agitação | Câimbras | Depreciação pessoal |
| Crises de lágrimas | Dores de cabeça | Sentimento de impotência |
| Retiro, isolamento | Hipertensão | Perda da realidade/da personalidade |
| Negligência | Dores nas costas | Fadiga moral |
| Suspiros | Dores de ventre | Incerteza |
| Tabagismo importante | Constipação | Vergonha, culpa |
| Ingestão de remédios | Transpiração | Emotividade importante |

(cont.)

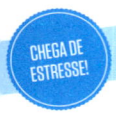

| Sinais comportamentais | Sinais físicos | Sinais emocionais e psicológicos |
|---|---|---|
| Bulimia | Ritmo cardíaco acelerado | Ruminações |
| Anorexia | Distúrbio sexual | Perda de interesse |
| Apatia | Boca seca | Frustração |
| Queixas | Tremores | Insatisfação |
| Consumo de álcool | Confusão | Distúrbio da concentração |
| Onicofagia (roer unhas) | Ondas de calor | Distúrbio de memória |
| Cinismo | Náuseas | Obsessões |

O estresse é uma questão de equilíbric: quando temos recursos suficientes para enfrentar as exigências externas e internas, administramos saudavelmente os acontecimentos. Em contrapartida, ele aparece quando avaliamos negativamente essas exigências e percebemos que somos pouco eficientes para resolvê-las.

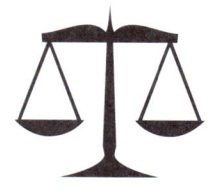

A dificuldade depende da duração do estresse e da maneira como lidamos com ele. Um pouco de estresse pode ser positivo para nós, e alguns períodos intensos de estresse não são totalmente nocivos. Porém, ele se torna um problema quando sentimos não conseguir dominar a situação. Esquematicamente, a carga que pesa sobre nós é maior que a nossa capacidade de lidar com ela.

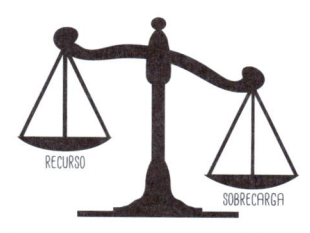

Podemos abordar o estresse de duas maneiras: ou reduzimos nossa sobrecarga, eliminando algumas pressões que pesam sobre nós; ou tentamos melhorar os nossos recursos desenvolvendo, por exemplo, uma melhor gestão do nosso tempo e das dificuldades, ou nos afirmando mais.

Para muita gente, o estresse é um tabu. Poucos admitem estar estressados, pois é comum pensarem que este é um sinal de fraqueza, que os outros lidam melhor com isso, que ninguém pode ajudá-los. Alguns nem mesmo sabem que sofrem de estresse. As pessoas têm o hábito de consultar o médico por causa de queixas físicas, porém, poucas vezes vão para confessar a dificuldade em administrar aquele estresse.

É importante que o estresse seja considerado um problema real, com múltiplas origens, e que não seja visto como uma falta de vontade de melhorar. Prova disso: se fosse fácil decidir vencê-lo, você já o teria feito! Temos, com frequência, uma tendência natural em ver as coisas em preto ou branco. Assim como a pressão arterial, é necessário se preocupar com o nosso estresse quando ele se distancia demais do seu nível habitual.

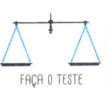

FAÇA O TESTE

## COMO SE TORNAR UM PERFEITO PESQUISADOR

Para uma representação completa e mais precisa do seu estresse, você pode medir alguns indicadores de acordo com a frequência. Repense nas suas duas últimas semanas com base nesta escala de intensidade:

*0 = nunca; 1 = às vezes; 2 = frequentemente; 3 = muito frequentemente.*

| | |
|---|---|
| Fadiga | ____ |
| Taquicardia (aceleração do ritmo cardíaco) | ____ |
| Pulsação acelerada | ____ |
| Respiração acelerada | ____ |
| Tensão no pescoço ou nos ombros | ____ |
| Lombalgia | ____ |
| Mandíbula cerrada | ____ |
| Erupção cutânea | ____ |
| Dores de cabeça | ____ |
| Mãos ou pés frios | ____ |
| Peito apertado | ____ |
| Náusea | ____ |
| Diarreia ou constipação | ____ |

(cont.)

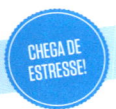
CHEGA DE ESTRESSE!

| | |
|---|---|
| Dores no estômago | ____ |
| Unhas roídas | ____ |
| Tiques ou espasmos | ____ |
| Dificuldade para engolir e boca seca | ____ |
| Resfriados frequentes | ____ |
| Falta de energia | ____ |
| Fomes violentas | ____ |
| Sentimento de desespero | ____ |
| Forte consumo de álcool | ____ |
| Forte consumo de cigarros | ____ |
| Gastos excessivos | ____ |
| Abuso de drogas ou de medicamentos | ____ |
| Nervosismo ou ansiedade | ____ |
| Forte irritabilidade | ____ |
| Pensamentos inquietantes | ____ |
| Impaciência | ____ |
| Sentimento de depressão | ____ |
| Perda do desejo sexual | ____ |
| Sentimento de ira | ____ |
| Distúrbios do sono | ____ |
| Perda de memória | ____ |
| Ruminações | ____ |
| Agitação | ____ |
| Problemas de concentração | ____ |
| Crises de choro recorrentes | ____ |
| Frequentes interrupções de trabalho | ____ |
| *Total de pontos na escala de estresse* | ____ |

A alta frequência e/ou a intensidade desses sintomas e comportamentos estão geralmente associadas a níveis de estresse mais altos.

Qual é a sua pontuação? Situe-a na escala abaixo:

| | |
|---|---|
| 0-19 | nível baixo de estresse |
| 20-39 | nível médio |
| 40-49 | nível moderadamente alto |
| 50 ou mais | nível alto |

Esses sintomas, em sua maioria, podem ser resultado de outro(s) fator(es) que não o estresse. Em caso de dúvida, não hesite em falar com um profissional da saúde, que saberá explicá-los.

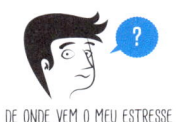

DE ONDE VEM O MEU ESTRESSE

É importante que cada um faça um balanço das suas manifestações de estresse e também da frequência, da intensidade e da duração delas. Agora, tentemos identificar de onde vem esse estresse.

Os itens da escala a seguir compreendem mudanças importantes de vida, inquietudes ou preocupações que você poderá vivenciar.

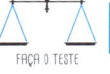

FAÇA O TESTE

## Origens do estresse

Utilize esta pequena escala de indicadores para ajudá-lo:

**A = ausência de estresse; P = um pouco de estresse;**
**M = estresse médio; G = grande estresse.**

| | |
|---|---|
| Conflitos ou preocupações relativas ao casamento ou às relações amorosas | ____ |
| Preocupações relativas aos filhos | ____ |
| Preocupações relativas aos pais | ____ |
| Pressão de membros da família | ____ |
| Morte de um ente querido | ____ |

(cont.)

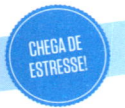

Problemas de saúde ____

Problemas financeiros ____

Preocupações relativas ao trabalho ou à carreira profissional ____

Mudança do lugar onde vive ____

Preocupações relativas aos vizinhos ____

Preocupações domésticas (casa, compras...) ____

Obras ou reformas na casa ____

Equilíbrio entre vida familiar e vida profissional ____

Relações com amigos ____

Tempo pessoal/lazeres limitados ____

Preocupações relativas à aparência física ____

Tédio ____

Solidão ____

Medo de envelhecer ____

Essa escala não é quantitativa, tampouco exaustiva, mas pode ajudá-lo a determinar os estresses específicos que o impactam.

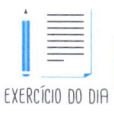

EXERCÍCIO DO DIA

## DIÁRIO DE BORDO DO ESTRESSE

A fim de ajudá-lo a se conhecer melhor, você poderá, nos próximos dias, escrever um "diário de bordo" do estresse. Isso permitirá que você tome consciência das situações que lhe estressam e também será útil para interromper uma resposta automática. Ele permitirá também criar estratégias para encarar sintomas desconfortáveis.

Conserve o hábito de completar o seu diário de bordo mesmo depois dos 21 dias do programa. Compre um caderno fácil de transportar e comece a observar aquilo que realmente o estressa.

Exemplo: quarta-feira, 5 de novembro

| Hora | Evento estressante (nível de importância: 0-10) | Respostas ao estresse (nível de estresse: 0-10) |
|---|---|---|
| 7h45 | Não encontro as minhas chaves (2) | Irritação, ondas de calor (4) |
| 12h30 | Convocação para a sala do chefe (6) | Inquietudes, preocupações, taquicardia (8) |
| 16h30 | Aviso de uma reunião não prevista (5) | Fadiga, consumo de cigarro (6) |

Para você, esse dia foi propício para identificar e tornar claros os registros "preferenciais" e as manifestações do seu estresse bem como os acontecimentos da vida que o desencadeiam e o mantêm.

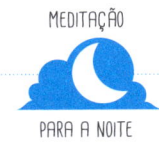

MEDITAÇÃO PARA A NOITE

- ✔ O estresse é uma dificuldade para todas as pessoas, e os outros não lidam necessariamente com ele melhor do que você. Ele se manifesta quando avaliamos negativamente a nossa capacidade de administrar as exigências da situação.
- ✔ O estresse pode se manifestar em três níveis: comportamental, fisiológico e psicológico/emocional.
- ✔ O estresse pode ser positivo, contanto que não dure muito e que você se proporcione momentos de recuperação.
- ✔ Um diário de bordo é uma estratégia muito útil para lhe permitir tomar consciência do seu estresse e empregar antecipadamente as estratégias corretas para encará-lo.

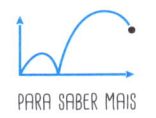

PARA SABER MAIS

→ Bourne, E. *Coping with Anxiety*. Oakland: New Harbinger Publications, 2003.
→ Delneufcourt, P. *Une vie sans stress?* Quebec: Marcel Broquet, 2011.

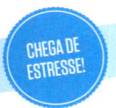 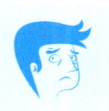 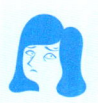 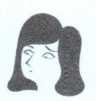 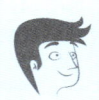 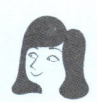

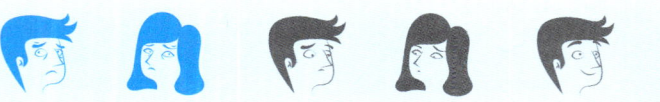

Começo a perceber que o estresse me transformou em uma máquina de somatizar dores de cabeça, dores de barriga, erupções de febre... Notei que acabo comendo e gastando mais nesses momentos... Pierre pode achar graça nisso, mas cerro a mandíbula, fico irritada e vermelha mais frequentemente. Cada um com seu problema, decidimos controlar nosso nível de estresse anotando-o em uma escala de 0 a 10, sendo 0 a descontração total e 10 a tensão máxima... Assim, nossas conversas se resumem a um diálogo de números: isso nos permitirá perceber o impacto das nossas ações de redução do estresse. Quando estou acima de 5, reservo um momento para respirar profundamente diversas vezes pelo nariz, segurando o ar na expiração — é uma medida simples e que reduz a minha pontuação. Lao-tsé não dizia que 'a vida de um homem é só um sopro que se reúne'? Mais uma razão para nos interessarmos pela nossa respiração.

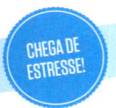

CHEGA DE ESTRESSE!

# 3º DIA

## Recuperando o meu fôlego pela respiração

Como já vimos, é muito frequente que o nosso estresse venha acompanhado por sensações físicas desagradáveis e desconfortáveis. Quando nos estressamos, a nossa respiração fica alterada e a tensão muscular provoca sensações incômodas, que contribuem para o nervosismo. O objetivo deste capítulo é reduzir essas sensações e ajudá-lo a se sentir mais relaxado e mais calmo, o que reduz também o estresse psicológico. O ideal é que essas técnicas de respiração e de relaxamento (ver o 4º dia) possam fazer parte do seu dia a dia, sendo um novo hábito na sua vida.

### Eu inspiro e expiro, mas de qualquer maneira

Todos nós precisamos de oxigênio para sobreviver. Os pulmões o recebem a fim de distribuí-lo pelo corpo inteiro e produzir dióxido de carbono ($CO_2$) ao expirarmos. Para manter essa estabilidade corporal, é necessário que haja um equilíbrio entre o oxigênio e o $CO_2$. Esse equilíbrio é mantido pelo ritmo e pela profundidade da nossa respiração. Se você respirar depressa demais, terá mais oxigênio; quando você respira lentamente, o nível de $CO_2$ aumenta.

Ao ficar estressado, há uma hiperventilação: você respira rapidamente e com frequência, aumentando a taxa de oxigênio no sangue. Há grandes mudanças em seu corpo, e ele tem de se adaptar a esse desequilíbrio, o que gera as sensações físicas desagradáveis provocadas no dia anterior. Aliás, se isso o diverte, tente se hiperventilar voluntariamente para sentir seus efeitos.

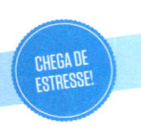

Mesmo que muitos mecanismos corporais sejam controlados automaticamente (pelo sistema nervoso autônomo ou pelo sistema neurovegetativo), nós temos controle sobre algumas coisas, como a nossa respiração. Quando a controlamos nos momentos de estresse, conseguimos também administrar melhor a nossa experiência ao lidar com fatores estressantes.

Geralmente, respiramos em torno de 10 a 14 vezes por minuto. Quando estamos estressados, não só respiramos mais depressa, como a nossa tendência é fazê-lo pelo peito de forma irregular e rápida. Aliás, paramos até de respirar.

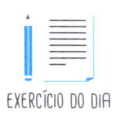
EXERCÍCIO DO DIA

## RESPIRAÇÃO ABDOMINAL

Se você deseja lidar melhor com o estresse e ter o controle sobre suas manifestações físicas, este exercício é útil:
- em um lugar calmo e, se possível, sem ruídos que o incomodem, fique deitado ou sentado confortavelmente em uma cadeira;
- descruze as pernas e relaxe os ombros e o alto das costas;
- sinta a mandíbula se descontrair e inspire calmamente pelo nariz;
- ao mesmo tempo, sinta o seu abdômen se inflar como um balão (isso significa que você estará respirando com o diafragma);
- ponha as mãos sobre o abdômen; por enquanto, não faça respirações longas e profundas, use apenas o tempo de respirar no seu ritmo, naturalmente;
- expire pela boca e sinta o ar saindo do abdômen e dos pulmões, sem esforço da sua parte;
- se tiver dificuldade, ponha um livro em cima do abdômen. Isso permitirá focalizar a atenção na respiração abdominal.

Uma vez que você tenha aprendido a respirar dessa forma, concentre-se no número das suas respirações.
- O objetivo se apresenta no modo 4-2-6: eu inspiro em 4 tempos, seguro em 2 tempos e expiro em 6 tempos.
- Se achar esse exercício muito complicado, você pode tentar no modo 3-1-4: eu inspiro em 3 tempos, seguro 1 tempo e expiro em 4 tempos.

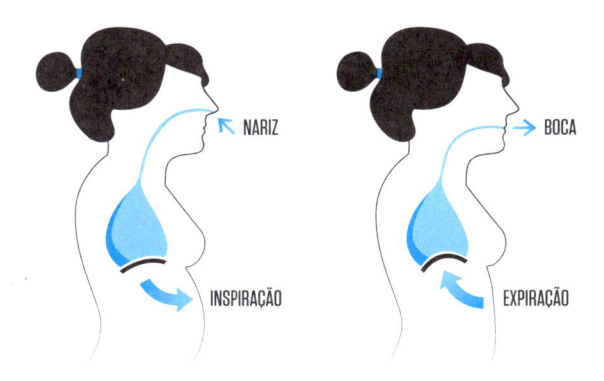

NARIZ

INSPIRAÇÃO

BOCA

EXPIRAÇÃO

Com a prática, esse exercício se tornará automático: fará parte de você e será um hábito sadio. Talvez, em um primeiro momento, a respiração diafragmática pareça pouco natural. Fique sabendo, porém, que ela é a mais natural que existe. Observe os bebês ou até mesmo os animais: todos eles respiram naturalmente pelo abdômen. Tenha paciência consigo mesmo e a pratique, nos próximos dias, pelo menos três vezes por dia durante 3 minutos em vinte respirações.

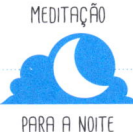

## MEDITAÇÃO

### PARA A NOITE

- ✔ Quando ficamos estressados, o nosso corpo reage imediatamente a esse estresse: a nossa respiração se acelera e levamos mais oxigênio para o sangue. Trata-se de um fenômeno denominado hiperventilação.
- ✔ É importante encontrar um equilíbrio respiratório para recuperar a calma. Uma respiração otimizada tem de 10 a 14 respirações por minuto.
- ✔ Em uma respiração otimizada, respire na modalidade de 4-2-6 (inspirar em 4 tempos, reter em 2 tempos e expirar em 6 tempos).
- ✔ Procure respirar calmamente pelo abdômen (respiração diafragmática) ao menos três vezes por dia.

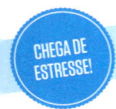

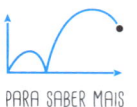

PARA SABER MAIS

→ Cungi, C. & Deglon, C. *Cohérence cardiaque: nouvelles techniques pour faire face au stress*. Paris: Retz, 2009.

→ Servan-Schreiber, D. *Guérir le stress, l'anxiété et la dépression sans médicaments ni psychanalyse*. [Título em português: *Curar: o stress, a ansiedade e a depressão sem medicamentos nem psicanálise*] Paris: Pocket, 201´.

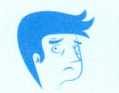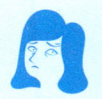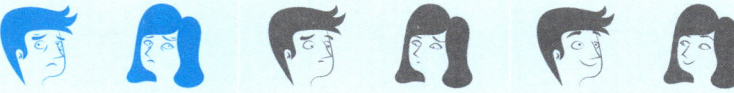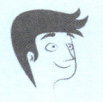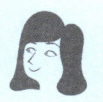

" Estou achando muito útil o combinado com Sandrine para medir o nosso estresse em dez níveis. Começo a perceber que se trata de um processo cumulativo... O estresse pode começar por uma irritação de pouca importância no metrô pela manhã, depois por alguém que pisa no meu pé e por ninharias que não noto no momento, mas que se acumulam e que provavelmente atuam em meus hormônios de estresse e me deixam menos resistente... Quando sinto que isso vai aumentando, ou quando tenho de me preparar para algo estressante, paro por alguns instantes, fecho os olhos, visualizo uma coisa agradável e me concentro na respiração... Essa atitude faz o meu nível de estresse baixar um ponto ou dois e me torna mais consciente de como isso interfere no meu corpo. "

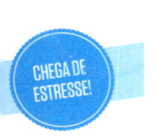

# 4º DIA

## Aprendendo a me descontrair pelo relaxamento muscular

No dia anterior, vimos que aprender a respirar melhor é um mecanismo essencial para reduzir o nível de estresse. Para este 4º dia, mostraremos um método muito útil para ajudá-lo a diminuir a tensão muscular. Hoje, já sabemos que o estresse sempre vem acompanhado de tensão muscular. Essa tensão costuma ser imperceptível, pois faz parte do nosso cotidiano. Sem perceber, cerramos os dentes; o ombro, o pescoço e os músculos das costas ficam muitas vezes contraídos. Pode haver dores de cabeça, e não é raro que a fadiga nos ronde no meio do dia (às vezes, desde que nos levantamos).

### Pequena inspeção do próprio corpo

Concentre-se, só por 1 minuto, no seu corpo. Você já observou que, ao se estressar, ele fica tenso. Faça uma inspeção: onde exatamente você sente essa tensão?

- Na testa;
- na mandíbula;
- no pescoço;
- no peito;
- nos ombros;
- nos braços;
- nas costas;
- nas pernas;
- em outra parte?

Essas partes do corpo são ótimos alvos para o seu relaxamento muscular progressivo. Essa técnica é útil, pois você poderá contrair intencionalmente os músculos para depois relaxá-los. Dessa maneira, você descontrai progressivamente o corpo, prestando atenção nas partes mais sensíveis ao estresse. Essa técnica também permitirá que você tome consciência dos diferentes grupos musculares aos quais não presta necessariamente muita atenção. Mas, se você tiver problemas físicos específicos (uma lesão de esporte, por exemplo), é melhor falar com o seu médico para ter certeza de que o relaxamento muscular será benéfico.

Propomos a você um exercício de relaxamento que lhe dará a oportunidade de aliviar de maneira simples a tensão muscular do seu corpo.

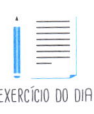

EXERCÍCIO DO DIA

## Contração, enquanto Relaxamento

Você pode ficar sentado ou deitado, em um lugar calmo e silencioso, de olhos fechados (isso pode ajudar, mas não é obrigatório). Fique confortável. Você pode praticar o exercício do capítulo anterior, a respiração diafragmática 4-2-6. Tente fazê-lo durante 5 respirações. Quando estiver pronto, comece a tomar consciência do seu corpo. O procedimento é sempre o mesmo:
- você inspira profundamente pelo abdômen;
- você contrai um grupo muscular (por exemplo, a mão direita cerrando o punho), enquanto retém o ar no abdômen e nos pulmões;
- você se concentra e sente o que acontece no seu corpo ao mesmo tempo em que retém o ar nos pulmões de 3 a 5 segundos;
- você relaxa os músculos contraídos expirando o ar e visualizando a descontração da zona em questão;
- você observa e sente a diferença no grupo muscular visado;
- você pode, então, passar para o próximo grupo de músculos.

Esta é a sequência do relaxamento muscular que lhe propomos:
- a mão e o antebraço direito (cerrando o punho e contraindo o antebraço);
- o braço direito até o ombro (contraindo o bíceps);
- a mão e o antebraço esquerdo;
- o braço esquerdo até o ombro;
- o pé e a perna direita, concentrando-se na panturrilha e na coxa (contraindo os músculos da panturrilha da perna);
- o pé e a perna esquerda, concentrando-se na panturrilha e na coxa;

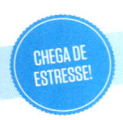

- o abdômen (inflando-o, retendo a respiração e encolhendo-o);
- os ombros e o alto das costas (erguendo os ombros o máximo possível na direção das orelhas);
- o pescoço, empurrando-o para trás contra a poltrona ou a cama;
- a boca e as bochechas (cerrando a mandíbula e empurrando a língua contra os dentes);
- os olhos (fechando fortemente as pálpebras e contraindo o nariz);
- a testa (franzindo-a como se parecesse espantado).

É útil combinar a respiração diafragmática e o relaxamento muscular. Aliás, convidamos você a se apropriar dessa ferramenta e a encontrar a melhor combinação possível. Você pode completar o exercício de contração/descontração por grupo de músculos deixando repousar o máximo possível cada parte do corpo distendida no local em que você estiver (o chão para pernas e pés, braço da poltrona ou da cadeira para os braços e as costas) e visualizando essa impressão de peso em cada parte do corpo. Imagine uma onda de calor (ligada ao aumento da circulação sanguínea no músculo) e de relaxamento percorrer seu corpo. Por exemplo, depois de contrair e descontrair a perna direita, visualize-a descansando pesadamente no chão sem mais nenhuma contração e sinta uma agradável sensação de calor e de relaxamento.

Não se esqueça de que a prática é a garantia absoluta do seu bem-estar. É uma aptidão a ser desenvolvida, que você pode estender para todas as áreas. Em um primeiro momento, pratique esse relaxamento em um lugar calmo e em boas condições. Aos poucos, quando dominar a técnica, você poderá praticá-la em todas as situações possíveis.

Ao dar início a esse tipo de técnica, você se defrontará com outras sensações físicas inusitadas. É totalmente normal se admirar com essas novas sensações, principalmente por não ter o hábito de tomar consciência do seu corpo dessa maneira!

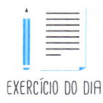
# SEU DIÁRIO DE BORDO

Exercite o relaxamento muscular começando com alguns grupos musculares e aumente gradualmente o exercício para todo o seu corpo. Aqui, você tem um diário de bordo no qual poderá anotar os seus progressos:

| Data e hora | Comentários/reações* | Nível de relaxamento (de 0 a 10) Antes/depois |
|---|---|---|
| | | / |
| | | / |
| | | / |
| | | / |
| | | .../ |

* Comentários/reações:
• Você achou o exercício difícil?
• Que partes do corpo estão mais relaxadas?
• De que sensações você esteve consciente durante o exercício?
• Que pensamentos passaram pela sua mente?

O estresse induz tensões corporais que, com frequência, se alojarão em alguns músculos da mandíbula, das costas, do pescoço e dos ombros.

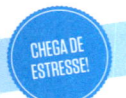

## MEDITAÇÃO

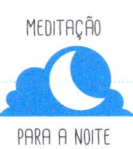

### PARA A NOITE

✔ O relaxamento muscular progressivo é um exercício simples e muito eficaz que permite, por um método de contração (consciente) e descontração, relaxar as tensões do corpo.

✔ Você pode aumentar os benefícios do relaxamento muscular visualizando sensações de peso e de calor para cada parte do corpo em que você se concentrar.

✔ Comece devagar, introduzindo essa nova ferramenta no momento de uma pausa para o almoço ou quando chegar em casa. Para esses exercícios de relaxamento, é essencial encontrar um lugar que seja bom para você.

✔ Antes de dominar uma técnica, você terá de praticá-la diversas vezes. Se continuar, obterá logo resultados bem satisfatórios, portanto, tenha paciência!

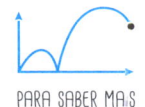

### PARA SABER MAIS

→ Servant, D. *La relaxation: nouvelles approches, nouvelles pratiques*. Issy-les-Moulineaux: Elsevier Masson, 2009.

→ Jacobson, E. *Savoir relaxer pour combattre le stress*. Quebec: Les Éditions de l'Homme, 1980.

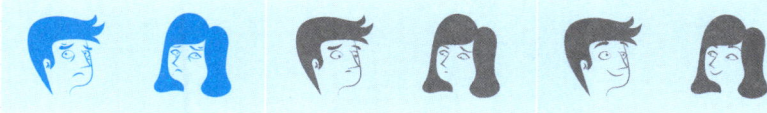

> **UMA REPENTINA TOMADA DE CONSCIÊNCIA... O QUE MAIS ME ESTRESSA NÃO É A PRESSÃO NO TRABALHO, NEM AS DIFICULDADES FINANCEIRAS, NEM A MINHA CASA. NÃO, O QUE MAIS ME ESTRESSA... SOU EU! AQUELE FREQUENTE RUÍDO INTERIOR DE PENSAMENTOS NEGATIVOS OU LIMITANTES ("NÃO VOU CONSEGUIR..."), DE INTERPRETAÇÕES PESSIMISTAS A RESPEITO DO QUE ACONTECE OU A ANSIEDADE SOBRE O QUE ACONTECERÁ COMIGO... LEMBRO-ME DAQUELA FRASE DE EPITETO, ESCRAVO E FILÓSOFO ESTOICO, QUE DIZ: 'O QUE PERTURBA OS HOMENS NÃO SÃO AS COISAS EM SI, MAS AS OPINIÕES QUE ELES TÊM A RESPEITO DELAS'. EIS UMA BOA NOTÍCIA: O MEU ESTRESSE TODO NÃO DEPENDE DO EXTERIOR, DE COISAS INDEPENDENTES DE MIM, PELO CONTRÁRIO... E A MÁ NOTÍCIA É QUE SOU, EM (GRANDE) PARTE, RESPONSÁVEL PELA MANEIRA COMO ME SINTO, PELO ESTADO EM QUE FICO. E, PIERRE, ISSO VALE PARA VOCÊ TAMBÉM!**

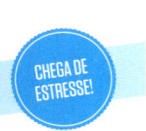

# 5º DIA

# Penso, logo existo: meus pensamentos como porta de entrada do estresse

Todos nós temos inúmeros pensamentos estressantes – e esse é, inclusive, um dos fatores que identificam o estresse, como constatado no 2º dia. Alguns ficam mais preocupados com o seu trabalho; outros, com as suas relações amorosas; outros, com a família, etc.

## Uma pilotagem automática estressante

Você já notou como os nossos pensamentos podem dar origem ao nosso estresse e prejudicar a nossa vida, provocando em nós emoções dolorosas? Eles funcionam um pouco como um "botão vermelho": quando o apertamos, surge uma emoção quase imediatamente acompanhada de sensações físicas. São pensamentos automáticos, totalmente involuntários e sem outra intenção senão a de nos pôr em alerta contra certos perigos "hipotéticos". Eles decorrem de nossa educação, de nossas diferentes experiências positivas ou negativas, de nossa história e, por vezes, de nossos familiares.

A psicologia cognitiva é um ramo da psicologia que estuda a forma como lidamos com a informação, as "cognições" (do latim *cognoscere*, "saber"). O princípio da visão cognitiva é que a maneira como pensamos influi diretamente em nossos estados emocionais. Outra forma de dizê-lo é que não é tanto aquilo que acontece conosco, mas, sim, nossa interpretação dos fatos e a forma como damos sentido a tais eventos que determinarão o nosso sentimento e a gestão do nosso estresse. Os especialistas em terapia cognitiva estudaram longamente a influência dessas cognições sobre o estresse. Para o professor Lazarus (1984), o estresse é a resultante de uma relação muito pessoal:

$$\text{Estresse} = \frac{\text{Ameaça potencial sentida}}{\text{Capacidade para enfrentar essa ameaça}}$$

De acordo com essa equação, o estresse será muito elevado se a avaliação da ameaça apresentada, feita pela pessoa, é forte e/ou se o sentimento quanto à sua capacidade de enfrentá-la é fraco.

Para Aaron Beck (1976), psiquiatra e pai da terapia cognitiva, o estresse é o resultado de erros de raciocínio que engendram "distorções cognitivas": nossos pensamentos irrealistas nos impelem a deformar a realidade e a interpretar situações como se fossem ameaçadoras ou negativas, já que não haveria perigo específico, mas, sim, desvios de interpretação. Por exemplo, o desvio de generalização, que funcionaria assim: "O meu vizinho foi mordido por um pit bull, *portanto*, todos os cães são malvados (ou, até mesmo, todos os animais são perigosos)". E nós temos a cabeça cheia de distorções cognitivas...

## Oito exemplos de estresse gerado por distorções cognitivas

| Mecanismo de distorção | Exemplo |
| --- | --- |
| *O tudo ou nada:* tendência a categorizar em extremos – branco ou preto, bom ou mau – que nos leva a apreender todo erro e a nos considerar como incompetentes, frustrados... | "Perdi a minha apresentação! Agora sei que sou um perdedor!" |
| *A generalização:* tendência a concluir (arbitrariamente) que, quando uma coisa acontece uma vez, acontecerá a vida toda. | "Minha colega recusou meu convite para bebermos algo em um bar... não conseguirei jamais sair com uma moça." |

(cont.)

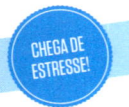

| Mecanismo de distorção | Exemplo |
|---|---|
| *O filtro*: tendência a se ater negativamente a um detalhe, que leva a compreender negativamente o conjunto da situação. | "Fizeram uma pequena observação em meu seminário de equipe... só fico pensando nisso." (Enquanto a maioria dos colegas e dos superiores fizeram elogios.) |
| *As conclusões precipitadas*: leitura de pensamentos e previsão equivocadas. Tendência a decidir arbitrariamente que alguém tem uma atitude negativa em relação a você, e tendência a prever o pior e a se convencer de que a previsão é um fato! | "Cruzei com a Julie e ela mal me cumprimentou... ela deve estar com raiva de mim, com certeza!" ou "Ele não me ligou de volta e eu estou com raiva! Não vou ligar de novo, pois cairei no ridículo". |
| *A maximização ou a minimização*: tendência a aumentar a importância atribuída aos seus erros ou aos seus temores; ou o contrário: tendência a diminuir a importância dos seus pontos fortes, tornando-os bem menores. | "Fui mal no exame: sou um incompetente. Vou parar de estudar!" ou "Fui bem no exame, mas estava muito fácil. Só tive sorte, mais nada". |
| *Os raciocínios emotivos*: tendência a presumir que os mais negativos dos sentimentos correspondem forçosamente à realidade. | "Se tenho a impressão de ser um perdedor, é porque eu sou um perdedor." |
| *Os "tenho de" e os "eu preciso de"*: tendência tirânica de tentar se motivar como se fosse necessário batalhar ou se punir para se convencer a fazer algo, o que ocasiona um sentimento de culpa e também muito estresse. | "Tenho de me sair bem naquela entrevista de emprego" ou "Eu preciso ser mais forte". |
| *A personalização*: tendência a assumir a responsabilidade de um acontecimento sem ser a causa dele. | Após uma observação do professor no boletim do filho, a mãe conclui imediatamente: "Devo ser uma mãe relapsa! Essa é a prova do meu fracasso". |

Para o psicólogo Donald Meichenbaum (1985), quando uma pessoa identifica um potencial agente estressante, ela deve ficar atenta a três fatores:

• qual é a natureza do agente estressante (uma ameaça? um desafio?);
• o que ela sente diante desse agente estressante;
• o que ela pensa diante desse agente estressante.

De acordo com Meichenbaum, para administrar o estresse é fundamental interromper o fluxo dos pensamentos que causam o estresse, descontrair-se e contestar a veracidade de tais pensamentos estressantes.

Se podemos facilmente constatar a natureza irracional dos nossos pensamentos quando estamos estressados, e até mesmo gradualmente nos levar a racionalizar nossos pensamentos, por que distorcemos a realidade a tal ponto?

Uma resposta possível: supergeneralizar, fazer predições negativas, estereotipar, etc. apresentam uma incrível vantagem – oferecem a ilusão de dominar o seu ambiente. E, quando estamos estressados, *temos mais necessidade de controle*. Então, esses pensamentos disfuncionais proporcionam um poder excepcional: o de responder de antemão a todas as perguntas. O estressado acha que sabe tudo: sabe qual é a sua natureza profunda, qual será a sua vida, como são as pessoas e o mundo...

Se você nunca reconheceu quais eram os seus "pensamentos favoritos", o exercício que vem a seguir será útil, pois o levará a observar o seu monólogo interior. Aquele ruído interno é tão habitual que você já nem presta atenção a ele. É mais ou menos como os prédios da sua rua que você já nem nota mais.

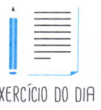

EXERCÍCIO DO DIA

## A LIGAÇÃO ENTRE PENSAMENTO E EMOÇÃO

Este exercício permite revelar a relação entre os pensamentos e as emoções.

| Situação (situações) | Emoção (emoções) | Pensamento(s) automático(s) | Comportamento(s) |
| --- | --- | --- | --- |
| Ex.: crítica de um colega | Raiva, desânimo | "Ele está exagerando." "Eu sou um incompetente." "Ele tem razão, não valho nada." | Eu fumo. Bebo algo para me acalmar. Isolo-me para refletir. |

Preencha esse quadro com uma ou mais situações da vida cotidiana que lhe causaram estresse recentemente. Você observará que a mudança de um pensamento influirá na emoção e vice-versa.

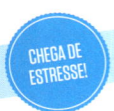

Quando você está preocupado ("pré-ocupado", isto é, ocupado antes mesmo da ocorrência do evento), essa atitude tem efeito sobre os seus pensamentos, as suas sensações corporais o seu comportamento e as suas emoções.

Você começa a pensar, por exemplo, no que poderia acontecer de ruim em uma situação X. Esses pensamentos produzirão emoções negativas, tais como culpa, vergonha ou tristeza. Essas emoções, talvez, repercutirão pelo corpo sob a forma de sensações (opressão, tensão, dor de barriga...), provocando, então, comportamentos (você fumará mais, beberá mais, fugirá dos locais onde se sente tenso...).

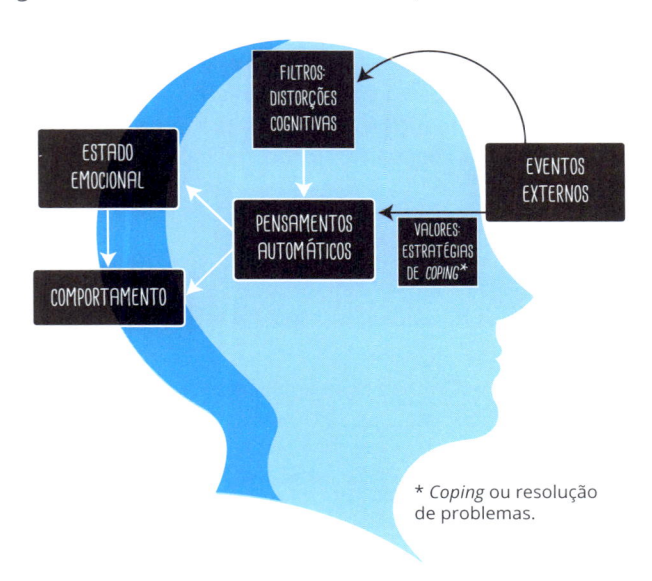

* *Coping* ou resolução de problemas.

O ciclo descrito acima é normal. A cada vez que nos defrontamos com mudanças às quais temos de nos adaptar, o estresse aparece.

Em contrapartida, você pode fazer algo para si mesmo quando tiver dificuldade de se livrar dos pensamentos negativos ou das suas constantes ruminações.

## A reestruturação cognitiva ou o trabalho sobre os próprios pensamentos

Albert Ellis, um dos precursores da psicologia cognitiva, mostrou, de modo muito simples, pelo "modelo ABCDE", como um mal-estar emocional pode surgir. Nesse modelo, A é o *Antecedente*: uma situação potencialmente estressante; B é a *Belief* (ou *Crença*), aquilo em que acredito a respeito desse acontecimento; e o C representa as *Consequências* dessa ideia. Tais consequências, para você e para a sua gestão do estresse, dependerão do que você pensa em relação ao acontecimento.

Citemos, por exemplo, a crítica de um colega (A): se eu penso (B) que ele tem razão e que sou realmente um incompetente, provavelmente estarei cheio de emoções e de comportamentos (C) muito mais negativos e auto-depreciativos do que se eu pensar (B) que ele está sendo injusto, que está exagerando, que não tem direito de dizer aquilo, etc.

O trabalho consiste, portanto, em se propor mentalmente outras ideias possíveis, o que produzirá um estado emocional muito mais positivo. O modelo ABC pode, então, ser completado por D, de *Disputing belief* (algo como *Eu desafio a ideia*), e E de *Efeito*. Desse modo, recuso a ideia de que sou um incompetente, dizendo a mim mesmo que, provavelmente, aquele colega não tem toda a informação, que está irritado, que uma crítica não põe em xeque a pessoa que sou, que errar é humano (D), etc., o que gera o efeito de fazer eu me sentir melhor e mais combativo (E), no momento, para explicar melhor a ele o meu ponto de vista.

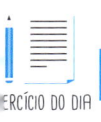

ERCÍCIO DO DIA

## DESAFIE AS SUAS CRENÇAS LIMITANTES

Depois de ter identificado os seus pensamentos automáticos e os seus diálogos interiores negativos, teste a veracidade das suas ideias a seu respeito. Para tanto, estamos propondo uma lista de perguntas que lhe permitirão delimitar melhor o conteúdo das suas cognições e um quadro no qual você anotará os argumentos a favor das suas ideias e aqueles que as contrariam. Vejamos o exemplo da convicção "me preocupar dessa maneira me enlouquecerá".

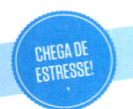

| Argumentos a favor | Argumentos contra |
|---|---|
| O que o faz pensar que a preocupação é perigosa? Que prova você tem para confirmar isso? Especifique: como a preocupação pode enlouquecer você? As provas que você tem (se houver) são bastante sólidas? | Há uma prova que contrarie aquilo em que você crê? Há quanto tempo você se preocupa? Quais são as consequências específicas dessas preocupações? Você pode se referir a pessoas que se estressam com muita frequência por seu trabalho ou por problemas pessoais e que nunca enlouqueceram? As preocupações podem ter seu lado bom? |

Agora é com você: pense em uma ideia que tem o poder de desestabilizá-lo e use os argumentos como no quadro anterior.

• O que você pode concluir desse exercício?
• Essa ideia é irrealista?
• Você pode enxergar alternativas para essa ideia?

Esse exercício permite colocar em oposição as suas opiniões (sobre um tema ou uma situação) e os fatos. Estudos sugerem que mais de 80% de nossos pensamentos negativos e dos seus desdobramentos seriam irrealistas.

## A saturação cognitiva e seus efeitos… incríveis

Todos nós já tivemos de enfrentar ruminações, especialmente em períodos estressantes. Não é raro termos dificuldade de tomar decisões, estar cansados, perder a confiança em nós mesmos. Com frequência, tentamos, como é natural, evitar tais pensamentos, afastando-os o máximo possível. Não queremos pensar, sentir e/ou viver aquilo. Sabemos que gastamos muita energia tentando suprimir esses estados.

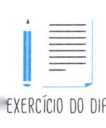

## ·O urso de Wegener

Tentemos a experiência do urso branco de Wegener (1992): propomos que você não pense em um urso branco durante 5 minutos. O que acontece?

A imagem do urso branco provavelmente passou pela sua mente. É normal! Quando tentamos afastar um pensamento, ele volta com mais força. É o que chamamos de efeito rebote! Você se estressa por não conseguir eliminar o seu estresse, você fica triste por estar triste, etc.

Alguns tentam não pensar mais e conseguem, mas pagando um preço alto (álcool, consumo de tóxicos...); outros tentam se distrair, pensar em outra coisa (compras por compulsão, dependência do trabalho...). Tentar eliminar o seu medo e o seu estresse equivale a dizer que esse estresse é perigoso. A pesquisa mostra que, para não pensar mais em alguma coisa, para não mais ruminá-la, é preciso dar toda a atenção ao assunto.

Propomos que você tente um exercício que poderá pôr um fim às suas ruminações. Sugerimos que, até o final deste programa, você permaneça diariamente em um lugar calmo, sempre na mesma hora. Esse tempo será dedicado à sua atividade de ruminação. Você colocará em prática o princípio que consiste em "apagar o fogo deixando a água ferver até transbordar".

Grosso modo, estamos propondo que você rumine à vontade, entre 15 e 20 minutos por dia, em um primeiro momento. Talvez possa parecer estranho, mas propomos que você experimente essa técnica.

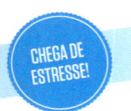

MEDITAÇÃO

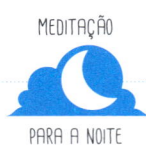

PARA A NOITE

✔ Um dos princípics da vertente cognitivista é que o nosso estado emocional depende muito da maneira como pensamos, e que os nossos pensamentos são muitas vezes uma "porta de entrada" para o estresse.

✔ Sob a perspectiva cognitivista, o estresse resulta das interpretações distorcidas do nosso ambiente e das distorções cognitivas que levam a deformar a realidade e a interpretar as situações como ameaças.

✔ Nossos pensamentos automáticos são tão habituais que já nem prestamos atenção neles. Desafiar as próprias convicções permite compreender que os nossos pensamentos dão origem a muito estresse... e por quase nada!

✔ O modelo cognitivo "ABCDE" permite uma ação mais eficaz ao contrapor ideias mais justas aos nossos pensamentos automáticos negativos.

✔ Experimente as técnicas de saturação cognitiva: os seus pensamentos vão finalmente deixá-lo tranquilo!

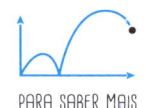

PARA SABER MAIS

→ Cottraux, J. *Les thérapies cognitives: comment agir sur nos pensées*. Edição revisada e corrigida. Paris: Retz, 2006.

→ Young, J. E. & Klosko, J. S. *Je réinvente ma vie: vous valez mieux que vous ne pensez*. Quebec: Les Éditions de l'Homme, 2003.

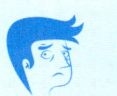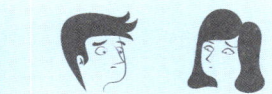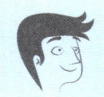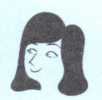

" Sandrine diz que pareço o meu computador: frio, racional e calculista. Às vezes, ela me surpreende com suas perguntas, do tipo: 'Mas, e aí, o que você está sentindo?'. Não acho que se debulhar em lágrimas assistindo a um filme triste ou gritar diante de uma aranha seja um sinal de maturidade... No entanto, recentemente, li algo sobre o fato de o termo 'emoção' vir do latim *motio*, movimento, como a motivação. A emoção seria o motor e o carburador da nossa ação... Sem emoção, não há impulso; não há motivação se não houver uma emoção que me dê vontade ou força para prosseguir... Afinal, fala-se tanto de inteligência emocional, da importância do que sentimos, da sabedoria, da intuição... Será que estou por fora de alguma coisa? As emoções me lembram do provérbio chinês que diz: 'Não se pode prender o vento na gaiola'... Então, o que posso fazer? "

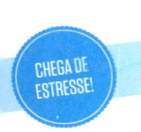

# 6º DIA

# Entrando em contato com as minhas emoções

Não podemos deixar de sentir emoções e de ser influenciados por elas. Nós somos, como outros mamíferos, equipados com um software de reatividade emocional: não é preciso aprender a ter medo ou raiva! Em contrapartida, o meio no qual vivemos nos ensinará sobre o que temer, por que sentir ou não raiva, etc. O desencadeamento das emoções é, quase sempre, automático: só fica sob o nosso controle poder equilibrá-las. As emoções representam uma forma de inteligência pré-verbal e pré-consciente.

## Compreendendo as próprias emoções

A partir de Charles Darwin, sabemos que dispomos de uma gama de emoções "fundamentais" – como raiva, tristeza, alegria – que são inatas e universais, e que exercem uma função adaptativa precisa. Você encontrará essas mesmas emoções nos quatro cantos do mundo, nas mais longínquas tribos. Somente a expressão e a modulação dessas emoções dependem do ambiente. Por exemplo, em algumas culturas, quando se perde um ente querido, é comum e apropriado ficar de luto e chorar sem se esconder.

Não somos responsáveis pelo temperamento que herdamos e, na maioria das vezes, tampouco o somos pelas nossas emoções, nem mesmo pelos acontecimentos de que somos protagonistas. Em compensação, somos responsáveis por ouvir as nossas emoções de forma benévola e atenta, uma vez que as carregamos conosco, que as sentimos e que, se não prestarmos a devida atenção a elas, ninguém o fará por nós.

É olhando mais de perto para as nossas emoções que somos capazes de sair dessa espiral reativa para nos tornarmos mais responsáveis pela nossa própria vida. Na verdade, as emoções nos ajudam e nos servem em nossas relações com o outro, para tomar decisões corretas, atingir os nossos objetivos, ter autoconfiança, etc. Assim, como desenvolver essa inteligência emocional? A resposta é espantosamente simples: sentindo as nossas emoções – toda a gama de emoções –, denominando-as, reconhecendo-as, validando-as, aceitando-as! Porque todos nós vivenciamos emoções e, em diferentes graus, todos somos atingidos por problemas emocionais. Cada emoção tem a sua função específica que nos orienta.

Vejamos, por exemplo, as cinco emoções mais comuns:

| Emoções | Características |
| --- | --- |
| A raiva | Manifesta-se quase sempre depois de uma frustração. Tem por objetivo intimidar os eventuais adversários a fim de evitar um conflito e se expressa, às vezes, por instabilidade, irritação, hostilidade e mau humor ("Ah! Você está me irritando!"). |
| A tristeza | É ocasionada por uma perda. Manifesta-se por melancolia, marasmo, nostalgia, e serve, principalmente, para atrair a ajuda, o apoio e a empatia do outro (mesmo de modo inconsciente). |
| O medo | Surge diante do perigo efetivo e/ou potencial e se expressa por preocupação, ansiedade e por um sentimento de insegurança. Sua finalidade é aumentar a nossa vigilância e as nossas reações adaptativas (combate, fuga ou imobilização) perante esse perigo eventual ou real. |
| A alegria | É motivada pelo sucesso e pelo reconhecimento e procura se autorrecompensar e reforçar os vínculos com os outros. Há bom humor, alívio, prazer, satisfação. Aumenta também a criatividade, o altruísmo e a motivação para agir. |
| A vergonha | Com frequência, é ativada por um fracasso social que cria embaraço e incômodo. Tem por função se fazer esquecer durante um bom período e evitar, futuramente, uma nova confrontação. |

Mais amplamente, diante de determinada situação, passamos por uma gama de emoções entre o otimismo e o desânimo, como está indicado a seguir:

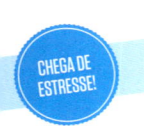

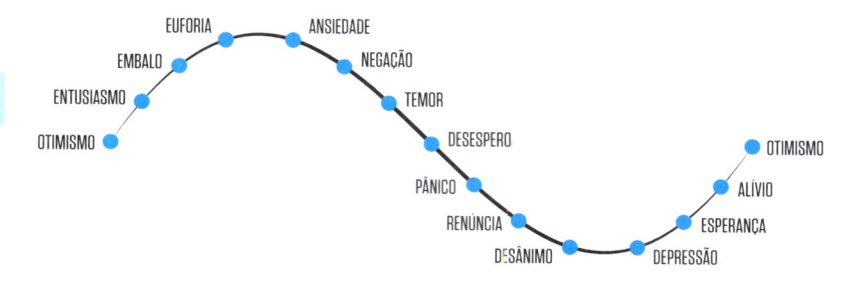

## Que relação você estabelece com as suas emoções?

Uma relação sadia com as emoções nos dá a oportunidade de nos tornarmos mais inteligentes, confiantes e flexíveis. Em vez de reagir, a nossa tendência será a de agir de acordo com os nossos valores, que, muito naturalmente, nos levará a nos estimarmos mais e a estimar mais os outros.

Mas é possível que tenhamos desenvolvido uma reação quase automática diante das nossas emoções. Por exemplo, evitar senti-las, apartando-nos da realidade. Em momentos de grande estresse, sentimo-nos paralisados, a nossa mente se desconecta, o nosso campo de percepção se encolhe e ficamos momentaneamente no mundo da lua. Cerca de 10% da população, e particularmente as mulheres, são atingidos por essa "dissociação". Nessa fase, é muito importante compreender se você tem antecedentes traumáticos ou se viveu experiências emocionais muito fortes, capazes de criar uma hipersensibilidade às emoções, e até mesmo ter medo delas. Podemos também evitar reconhecê-las ou ficar "emocionalmente surdos e cegos". Aproximadamente 20% da população, em particular os homens, têm dificuldade para identificar as emoções: demonstram menos expressividade, mais frieza e resistência a criar vínculos. Às vezes também não aceitamos vivenciar as nossas emoções porque tememos que elas não durem para sempre, ou por medo de perder o controle ou enfrentar o olhar dos outros. E usamos de todo um conjunto de estratégias de desvio: reprimimos a emoção penosa, passamos a negá-la ou evitá-la, lançamo-nos sobre a comida, bebemos um copo a mais, perdemo-nos diante da tevê ou no trabalho, etc.

É comum que nós, ocidentais, arrastemos as nossas vidas, à semelhança do capitão Spock de *Star Trek* (*Jornada nas estrelas*), meio homem/vulcano, em um conflito mental entre razão e emoção. A exemplo de Spock, tentamos, por vezes, agir unicamente com lógica, procurando controlar as nossas emoções. Para ele, o lado humano que o apavora e fascina ao mesmo tempo irrompe com muita frequência, dando lugar a cenas bastante burlescas quando ele tenta reprimir os seus sentimentos. Mas as nossas emoções são bem mais preciosas e úteis do que imaginamos. E a ciência confirma isso!

### A inteligência das emoções

A reabilitação das emoções deve muito a um homem: António Damásio. Esse neurologista americano de ascendência portuguesa transformou completamente a perspectiva das pesquisas científicas sobre as emoções. Em seu *best-seller* intitulado *O erro de Descartes*, ele devolveu às emoções o seu papel no raciocínio e na tomada de decisão. Damásio explica que é preciso, antes de tudo, não só ver o corpo como um instrumento do cérebro, mas também como um parceiro. Cada indivíduo tem os seus "marcadores somáticos", que guiam a tomada de decisão. Por exemplo, quando estamos a ponto de entrar em uma rua escura, logo sentimos uma inquietude e hesitamos. Geralmente, essas emoções são acompanhadas de sensações fisiológicas, como batimentos cardíacos acelerados ou suores, e outras até mesmo inconscientes, como um tipo de "sensação visceral" que nos leva a tomar uma decisão em vez de outra: caminhar naquela rua escura ou pegar outro caminho. António Damásio aprendeu a identificar esses sinais durante as suas pesquisas e a medi-los. O homem, dotado de um córtex muito desenvolvido, teria uma capacidade única de pensar em suas emoções e de agir sobre elas. Aliás, é do encontro entre o emocional e o racional que surge a consciência, essa característica exclusivamente humana.

## Reconciliando-se com as próprias emoções

Existem numerosas crenças populares quanto à pertinência de certas atitudes de administração espontânea das emoções ("Vamos, grite bastante, e isso passa!"). As emoções devem ser expressas desde que haja boas condições para tanto: falar com alguém disponível que compartilhe as

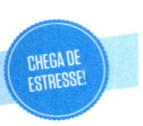

mesmas referências culturais que nós, nuançar a linguagem, etc. Expressá-las a qualquer preço pode não funcionar. A intensidade da demonstração pode atemorizar e o método pode não ser tão eficaz. Da mesma forma, reprimir as emoções não é um comportamento muito adequado, principalmente para as emoções de amplitude: não se trata da emoção passageira ligada a algum cansaço ou à falta de sono, mas da emoção mais duradoura, que é frequente e intensa. Nesse caso, distrair-se não atenuará as emoções. E as estratégias de repressão emocional são ainda mais dolorosas quando inibidas ("Não pense, não se preocupe..."). É o efeito rebote, do mesmo modo que querer afastar os pensamentos: jogo minha emoção pela janela, e ela volta com as suas amigas pela porta...

A fim de equilibrar as nossas emoções, precisamos integrar alternativas, principalmente ter consciência da nossa ativação emocional, questionar sobre a sua utilidade (sim, é útil dizer "ai, ai!" e fazer cara feia quando alguém pisa no meu pé, ou ficar contrariado se não ganhar aumento de salário) e, é claro, implementar um plano de ação para reagir ao problema anunciado por essa emoção (tiro o meu pé ou vou me preparar mais para o próximo exame). Pois é verdade, essa emoção é inteligente, traz informações, fala conosco. Se não lhe dermos ouvidos, ela buscará se fazer entender de qualquer maneira. É saudável ter emoções, e não há uma melhor que a outra. Na realidade, o bem-estar consiste simplesmente em sentir um pouco mais de emoções positivas do que negativas (e isso pode flutuar ao longo de um dia inteiro sem gravidade). A mais importante ideia a respeito das emoções, bem como os pensamentos, é aceitar se expor a elas, encará-las, escutá-las e senti-las.

A primeira etapa consistirá em voltar toda a nossa atenção para as nossas sensações físicas. Com isso, abrimos uma primeira porta que permitirá sentirmos nossas emoções "em alguma parte". Muitas vezes, isso é recorrente: tremor nas mãos, frio na barriga. Sinta as emoções no seu corpo, pois é nele que elas são reais. Enfrentando-as com calma, até mesmo as mais temidas vão parecer inofensivas. Então, verificamos que podemos "sobreviver a elas" (isso vale também para as mais difíceis). Esse trabalho de exposição permite obter uma resposta emocional de menor intensidade. Continuando, após a fase de identificação, para integrar cada emoção no seu repertório, você pode utilizar diversas ferramentas. Uma das mais eficazes consiste em escrever, todos os dias, aquilo que sentimos.

Pesquisadores da Universidade do Texas revelaram que era mais fácil enfrentar as dificuldades da vida e as emoções associadas pondo-as no papel. Pediram a voluntários que escrevessem a sua experiência durante quatro dias seguidos. Esse exercício durava em torno de 20 minutos. O resultado foi bastante espantoso, uma vez que, ao final desses quatro dias, os voluntários revelaram um notável alívio das suas emoções gerais, como medo e tristeza.

Para desenvolver a cada dia a sua inteligência emocional e a sua aceitação das emoções, treine se expor a elas o mais regularmente possível. Se puder, a cada dia, durante alguns minutos, procure se isolar, fechar os olhos e se centrar na sua respiração e nos seus batimentos cardíacos. Pegue um caderno ou uma folha em branco e escreva uma experiência que lhe causou muita tristeza em sua vida. Explique o que você sentiu profundamente e como essa experiência o afetou. Entre em contato com as suas emoções e os seus pensamentos. E lembre-se desta célebre frase de Proust: "Só nos curamos de uma dor com a condição de vivê-la plenamente".

## Indo fundo na emoção

Para aprofundar-se mais:
* *Aceite as suas emoções*. Algumas pessoas não aceitam o fato de terem emoções desagradáveis. Sentem-se em pânico quando têm emoções negativas, como culpa, confusão, vergonha. Talvez pensem que ao aceitarem suas emoções, nada poderão fazer para aboli-las. Mas, se não as aceitarmos, será muito difícil lhes dar sentido e enfrentá-las.
* *Utilize as suas emoções*. Com elas, você se torna consciente de suas necessidades, pois as emoções contêm informações. É possível que o medo esteja tentando lhe transmitir uma mensagem e que você não a esteja escutando...
* *Viva as suas emoções*. Para aceitá-las, sinta-as plenamente. A maioria das nossas emoções é experimentada pelo corpo: tensões, coração que dispara, tremor, sudação... Sinta-as no seu corpo. Isso o levará às emoções. Não se detenha em uma única emoção. Explore diversas delas.

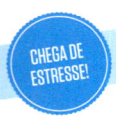

- *Utilize-se de imagens para criar sentimentos*: quando você sentir uma emoção, tente formar uma imagem visual que combine com ela. O conjunto de imagens emocionais pode mudar uma emoção. Essa técnica de "transcrição das imagens" é bastante poderosa. Quando você forma na mente uma imagem dos seus piores medos emocionais, você os experimenta e os valida. De acordo com essa técnica, você aprende também a lidar melhor com eles, e aquilo que mais tememos acaba por não ser mais tão ameaçador.
- *Aceite as suas emoções contraditórias.* Elas mostram a que ponto o ser humano é complexo. Nem tudo é preto ou branco. Se você não entende isso, então é normal que fique inquieto e que rumine. Pode ser difícil aceitar a ambivalência, mas, ao dar esse passo, você se sentirá normal como todas as outras pessoas, ou seja, menos confuso, menos obcecado por emoções penosas.
- *Seja irracional.* Você acha que deve ser racional o tempo todo e que tudo tem de ser lógico! Considera as emoções como manifestações confusas e imaturas. Quanto mais você insistir em ser racional o tempo todo, mais frustrado ficará. É como se você se recusasse a ter fome porque não é hora de comer. Se o seu filho ou um amigo estiver com vontade de chorar, o que você fará? Pedirá que pare de chorar ou de compartilhar os sentimentos com você?

Eis a força da inteligência emocional: ao fazer bom uso de suas próprias emoções, elas acabam se tornando, assim como a razão, um bom condutor de sua existência.

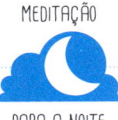

MEDITAÇÃO

PARA A NOITE

✔ As nossas emoções são uma forma de inteligência pré-verbal e pré--consciente.

✔ Todos nós dispomos de uma gama de emoções fundamentais: o medo, a tristeza, a alegria, a raiva, que têm uma função adaptativa.

✔ Uma relação sadia com as nossas emoções permite que nos tornemos mais confiantes, inteligentes e flexíveis.

✔ Podemos aprender a administrar as nossas emoções com a condição de não fugir delas ou evitá-las.

✔ Para melhor administrar as nossas emoções, diversas estratégias se oferecem a nós: identificá-las, descrevê-las por vários dias, abrir-nos com a máxima frequência possível àquilo que sentimos, aceitá-las em sua irracionalidade, em sua ambivalência e em sua complexidade.

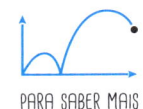

PARA SABER MAIS

→ Hahusseau, S. *Tristesse, peur, colère: agir sur ses émotions*. Paris: Odile Jacob, 2011.
→ Lelord, F.; Andre, C. *La force des émotions: amour, colère, joie*. Paris: Odile Jacob, 2005.
→ Damásio, A. R. *L'erreur de Descartes: la raison des emotions* [Título em português: *O erro de Descartes: emoção, razão e o cérebro humano*]. Paris: Odile Jacob, 1995.

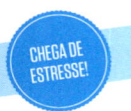
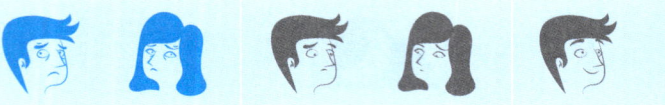

"Fim da primeira semana do programa. Percebo que estou paralisado por problemas que arrasto comigo durante vários dias sem poder resolvê-los. Tomar uma decisão é assumir o risco de me enganar, de escolher uma alternativa abandonando todas as outras, e isso não é fácil. E mesmo quando tomo uma decisão, o resultado deixa a desejar e a procrastinação me faz deixar para depois (como disse Alphonse Allais: 'Não deixes para amanhã o que podes fazer depois de amanhã'). Os problemas se acumulam e, com eles, o seu poder estressante. Além disso, me culpo por não ser capaz de resolvê-los rapidamente..."

# 7º DIA

## Aprendendo a lidar com as dificuldades

Como você deve se lembrar, o estresse é a sensação de que nos faltam os recursos necessários para enfrentar uma situação. Resolvemos muitos impasses sem nos dar conta disso e sem nos estressar, pois encontramos facilmente um meio de lidar com a situação. Porém, algumas vezes, podemos ter de encarar um problema com o qual não sabemos lidar e, menos ainda, como resolver. Somos então tentados a procrastinar, isto é, deixar a solução para mais tarde, e isso nos deixa ansiosos. Nesses momentos, seguir um método para formular um problema, avaliar as soluções possíveis e colocá-las em prática trará efeitos benéficos para sua autoestima e seu grau de estresse.

### Eu resolvo o meu problema!

Uma abordagem simples, estruturada em cinco etapas, pode ajudar:
- 1ª etapa: definir o problema;

- 2ª etapa: explorar as soluções possíveis;

- 3ª etapa: avaliá-las e escolher a melhor solução;

- 4ª etapa: entrar em ação;

- 5ª etapa: avaliar os resultados (e ajustar/consolidar).

## 1ª etapa: definir o problema

Algumas vezes, um problema não tem solução porque foi mal formulado. A primeira fase do processo consiste em uma definição clara da dificuldade. A análise completa do problema é facilitada pela utilização da sigla "QQOQCQP":

Que/qual é o problema? Quem ele envolve? Onde ele se manifesta? Quando (frequência, duração)? Como se manifesta o problema? Quanto ele me custa? Por que esse problema?

A resposta a essas perguntas mostrará com clareza a dificuldade.

Assim, a resposta ao "Quê?" lhe permite enxergar a dificuldade de formular claramente o seu problema ou de quantificá-lo – aumentando-o ou, ao contrário, minimizando-o –; você mistura diversos elementos que precisariam ser hierarquizados e tratados separadamente, subestima algumas das suas competências, etc. O "Quem?" o leva a perceber que você assume o problema de outra pessoa e que, assim sendo, não pode ou não deveria resolvê-lo, uma vez que ele não é da sua conta. Os "Onde?", "Quando?" e "Como?" lhe darão uma ideia melhor dos fatores que causam ou mantêm o problema. O "Quanto?" faz você se perguntar qual o custo desse problema e qual a urgência em resolvê-lo (não perca tempo com problemas de pouca relevância, mas, por outro lado, não deixe para depois aquilo que é importante para a sua qualidade de vida). O "Por quê?" faz você examinar as principais causas do seu problema e se adiantar sobre as possíveis soluções.

Um problema pode ser visto como o distanciamento entre uma situação existente e uma desejada. Perguntar-se permite definir o espaço real e não fantasiado entre a situação atual e o objetivo visado, que não deve ser tampouco utópico ou despropositado (ver 12º dia, um bom objetivo deve ser "SMART").

## 2ª etapa: explorar as soluções possíveis

Nesta fase, você pesquisa e faz uma lista de todas as soluções possíveis para o problema por meio de um *brainstorming*, sozinho ou com outras pessoas. A intenção é produzir o maior número de ideias, anotando tudo o que lhe passar pela cabeça, sem dar importância nesse momento. A dificuldade dessa fase está em pensar em soluções sem as censurar ("impossível pôr em prática", "já foi tentado!"). É preciso deixar de lado o julgamento e privilegiar a quantidade, e não a qualidade. Este é, muitas vezes, o meio de sair de uma ideia fixa e produzir soluções que nos fazem deixar a zona de conforto (ou de desconforto) habitual. Lembre-se de como Einstein definia a loucura: "Fazer sempre a mesma coisa e imaginar um resultado diferente".

### 3ª etapa: avaliá-las e escolher a melhor solução

É a temida e estressante fase da tomada de decisão. Escolher é renunciar, ou seja, privar-se de todas as demais possibilidades, exceto a que será selecionada, e isso é difícil para nós, que não gostamos do irreversível. Não raro, tendemos a postergar essas decisões para manter intactas as nossas possibilidades de escolha pelo maior tempo possível, seja para definições sem grandes consequências, seja para definições fundamentais (uma orientação, um trabalho, um cônjuge). É também uma forma de não ter de assumir a responsabilidade de uma escolha que poderia ser má, deixando "a vida" decidir. A "procrastinação da decisão" tem, entretanto, inconvenientes importantes, muitas vezes subestimados: as condições de realização podem se tornar mais difíceis por terem sido esperadas; a supressão de algumas opções que podem não estar mais disponíveis ("uma porta foi fechada"); as decisões tomadas pelos outros sobre fatos referentes apenas a você; a perda de controle sobre temas importantes da sua vida. Você diz que é mais fácil aceitar, pois outra pessoa decidiu em seu lugar e você não tem escolha. No entanto, muitas vezes, você tem essa escolha. E mesmo quando decide não decidir, você faz uma escolha!

É possível facilitar a tomada de decisão de diversas maneiras: a técnica mais simples está em avaliar cada opção, procurando ver as vantagens e os inconvenientes/riscos que apresenta e atribuindo a ela uma nota de 1 a 10. Você assumirá a opção de maior valor, tendo a certeza de que não haverá nenhum inconveniente redibitório que possa eliminá-la, apesar da sua pontuação alta.

Geralmente, uma solução ideal é aquela que corresponde o melhor possível a certos critérios de avaliação. Você pode tornar mais "científica" a tomada de decisão pelo seguinte método:
- faça uma lista dos critérios importantes para sua decisão (não exagere, liste de três a cinco, no máximo);

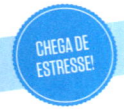

- desenhe um quadro com os critérios nas linhas e as diferentes opções possíveis nas colunas;
- preencha o quadro atribuindo valores de 0 a 5 (do menos ao mais van-tajoso) e contabilize os pontos obtidos para cada opção.

No exemplo abaixo, você está em dúvida entre três trabalhos diferentes (um problema de poucos...), e tem três critérios principais de decisão:

| Opção/critério | Remuneração | Interesse no trabalho | Proximidade geográfica | Total de pontos |
|---|---|---|---|---|
| Trabalho A | 5 | 2 | 2 | 9 |
| Trabalho B | 3 | 3 | 3 | 9 |
| Trabalho C | 2 | 5 | 2 | 9 |

Essa análise ainda não é de muita ajuda, e você pode aperfeiçoá-la per-guntando-se que importância você atribui a cada critério, com uma nota até 5. Você vai refazer o quadro e ponderar sobre cada resultado em questão. Se você atribuir nota aos critérios, como:

- interesse no trabalho: 5/5;
- remuneração: 3/5;
- proximidade geográfica do meu domicílio: 2/5.

O quadro ponderado dos critérios ficará sendo então:

| Opção/critério | Remuneração (3) | Interesse no trabalho (5) | Proximidade geográfica (2) | Total de pontos |
|---|---|---|---|---|
| Trabalho A | 5 × 3 = 15 | 2 × 5 = 10 | 2 × 2 = 4 | 29 |
| Trabalho B | 3 × 3 = 9 | 3 × 5 = 15 | 3 × 2 = 6 | 30 |
| Trabalho C | 2 × 3 = 6 | 5 × 5 = 25 | 2 × 2 = 4 | 35 |

Com esse exemplo, você escolhe a opção C (com menor remuneração, mas que apresenta, para você, o maior interesse).

O diferencial desse método está em objetivar e quantificar o que você sente, a fim de chegar a uma decisão. Ele pode incluir diversas resoluções à medida que as suas necessidades ficam claras (escolha e ponderação dos critérios) e à medida que você for buscar a informação necessária para responder da melhor maneira possível essa análise.

## 4ª etapa: entrar em ação

De nada serve uma solução se não for posta em prática rapidamente. Esta fase também pode sofrer os efeitos da procrastinação, quando se espera por tempos melhores antes de se passar à ação. Assim, algumas ações devem ser iniciadas com a tomada de decisão. A primeira atitude é repertoriar e planificar tais ações, decidindo a ordem de realização. Um quadro ou um diagrama que torne precisa a natureza da tarefa e sua data de realização, com uma coluna de comentário para indicar o estado de avanço, pode ser útil. Algumas ações que não dependem somente de você ou são condições para outras ações podem ser antecipadas a fim de evitar bloqueios no processo. Quando todas as ações estiverem planificadas, será preciso agir e realizar concretamente as tarefas que devem ser efetuadas. Segundo Aristóteles, "o começo é bem mais do que a metade do objetivo". Vá em frente, comece!

## 5ª etapa: avaliar os resultados (e ajustar/consolidar)

Finalizando o processo, é importante verificar se as ações foram efetivamente empreendidas, se elas são eficazes e se estão de acordo com os objetivos que você determinou. Você manterá e consolidará o que funciona (poderá até generalizar), eliminará o que não vai bem (procurando a causa) e ajustará o que funciona parcialmente ou o que pode ser melhorado. Uma mudança de ambiente e informações complementares também podem ser proveitosamente integradas e influir no desenrolar da sua ação. Esse trabalho de avaliação visa otimizar a sua ação, aproveitando diferentes *feedbacks* que receberá do seu ambiente externo e interno.

## Exemplo de resolução de problema

O texto a seguir ilustra o trabalho de resolução do problema mencionado.

Anne tem 34 anos, é solteira, gerente competente e funcionária de uma grande empresa em Paris. Seu chefe acaba de propor a ela uma promoção para um cargo muito interessante, e por isso ela terá de mudar para o exterior. Há algum tempo, ela se questiona sobre o seu interesse pelo trabalho e pela empresa, e tal proposta a obriga a se posicionar quanto às suas decisões profissionais e pessoais. Ela está muito hesitante...

### Definir o problema

Anne tem um problema para resolver em curto prazo: deve apresentar rapidamente a sua decisão quanto a esse novo cargo. Em médio prazo, ela deve questionar o que deseja fazer profissionalmente.

Nessa situação, podem haver outros problemas que não são exatamente seus e que paralisam o seu processo de decisão: necessidade, pela empresa, de encontrar alguém de confiança que aceite o cargo, resolver uma crise no local que cabe aos outros resolverem e que ela não deve assumir para si.

### Explorar as soluções possíveis

Anne refletiu e foi falar com uma amiga. As soluções possíveis para ela são:
- aceitar a promoção e partir;
- recusar a promoção e permanecer no cargo;
- aceitar um cargo em uma empresa concorrente na sua cidade;
- demitir-se (ou negociar um acordo com o seu empregador) para realizar o sonho de abrir uma empresa de decoração de interiores;
- inscrever-se em um curso universitário por meio de um recurso que oferece licença de formação, a fim de mudar de emprego;
- sair para abrir uma pousada no sul da França, seu local de origem.

### Escolher a melhor solução

Avaliar os prós e contras permite descartar as duas últimas opções, com notas 3/10, pois são as que mais apresentam desvantagens: risco financeiro importante, insegurança quanto ao futuro, motivação incerta; e quanto às vantagens: fazer aquilo de que gosta, desejar uma vida mais calma, ter tempo para si.

Anne refletiu sobre seus principais critérios de escolha:
- interesse no trabalho (ponderação: 4/5);
- constituir um lar e ter filhos (ponderação: 5/5);
- perspectivas de carreira (ponderação: 3/5);
- equilíbrio entre vida profissional/vida pessoal (ponderação: 2/5);
- condições financeiras (ponderação: 3/5).

| Opção/critério | Interesse no trabalho (4/5) | Constituir um lar (5/5) | Perspectivas de carreira (3/5) | Equilíbrio vida prof./vida pessoal (2/5) | Condições financeiras (3/5) | Total |
|---|---|---|---|---|---|---|
| Aceitar a promoção e partir | $4 \times 4 = 16$ | $1 \times 5 = 5$ | $4 \times 3 = 12$ | $2 \times 2 = 4$ | $4 \times 3 = 12$ | 49 |
| **Recusar a promoção e ficar no cargo** | $3 \times 4 = 12$ | $4 \times 5 = 20$ | $3 \times 3 = 9$ | $4 \times 2 = 8$ | $3 \times 3 = 9$ | **58** |
| Aceitar um cargo em uma empresa concorrente | $2 \times 4 = 8$ | $3 \times 5 = 15$ | $4 \times 3 = 12$ | $2 \times 2 = 4$ | $4 \times 3 = 12$ | 51 |
| Partir e abrir uma empresa de decoração de interiores | $4 \times 4 = 16$ | $4 \times 5 = 20$ | $2 \times 3 = 6$ | $3 \times 2 = 6$ | $2 \times 3 = 6$ | 54 |

Nesse processo de reflexão e de escolha da solução ideal, Anne conclui que criar as condições para constituir uma família é a sua prioridade, e que partir para o exterior e, em menor escala, mudar de empresa ou de orientação são fatores que exigem muita dedicação e a afastam do objetivo principal. Ela sabe que o interesse no trabalho, mais do que a sua remuneração ou a sua perspectiva de carreira, também é muito importante.

A solução é recusar a promoção. A busca da realização de seu sonho de abrir uma empresa de decoração, para a qual ela demonstra ter disposição, é uma opção em médio prazo que ela desejaria aprofundar, mas, primeiro, ela precisa reduzir o risco e a incerteza financeira desse projeto. Ela decide começar a agir e a preparar desde já as condições para viabilizar o que quer no prazo estipulado.

### Entrar em ação

Tendo preparado a entrevista, Anne comunicará a seu chefe que não aceitará o cargo e que deseja permanecer em suas atribuições atuais – nesse caso, com algumas adaptações. Ao mesmo tempo, ela planeja um plano de ação quanto ao seu projeto de decoração de interiores, para o qual ela define dezoito meses de preparação. Esse plano de ação inclui ativar

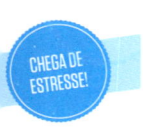

a sua rede para encontrar pessoas do setor, a leitura de algumas obras específicas, um programa de visitas de realizações artísticas, a inscrição, com uma amiga, em um curso de *design* de duração de um ano e a preparação de um plano de negócios sobre o projeto. Essas etapas estão distribuídas em um período de doze meses, compatíveis com as suas obrigações profissionais e pessoais do momento.

### Avaliar os resultados

Anne está no início do processo, mas decidiu verificar, mês a mês, o avanço do seu projeto e corrigir os desvios significativos em relação ao calendário inicial. Um amigo, com quem ela compartilhou seu plano, aceitou dar a ela um *feedback* regular sobre o andamento do projeto.

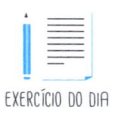

EXERCÍCIO DO DIA

## UM PROBLEMA PARA VOCÊ RESOLVER

Escolha um problema da sua vida pessoal ou profissional que não seja primordial, mas que você esteja tentando resolver há algum tempo. Usando a metodologia das cinco etapas, tente buscar uma solução.

Essa metodologia é interessante porque permite a você elucidar as suas dificuldades – ao verbalizá-las – e identificar bem as suas metas, mediante um processo que objetiva ajudá-lo a tomar as decisões ideais, isto é, as que sejam mais adequadas aos critérios importantes para você.

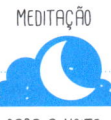

MEDITAÇÃO

PARA A NOITE

- ✔ Estamos sempre resolvendo problemas do cotidiano, mas às vezes nos encontramos diante de dificuldades que não sabemos como resolver.
- ✔ Um método de resolução de problema pode ser útil para evitar a procrastinação e diminuir o nível de estresse.
- ✔ A resolução de problemas pode passar por um processo de cinco etapas: definir o problema, explorar as soluções possíveis, escolher a melhor solução, passar à ação e avaliar os resultados.
- ✔ A tomada de decisão é um processo difícil, mas que pode ser facilitado por um conjunto de técnicas, como o quadro ponderado dos critérios.

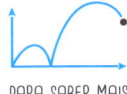

PARA SABER MAIS

→ CUNGI, C. *Savoir gérer son stress*. Paris: Retz, 2003.

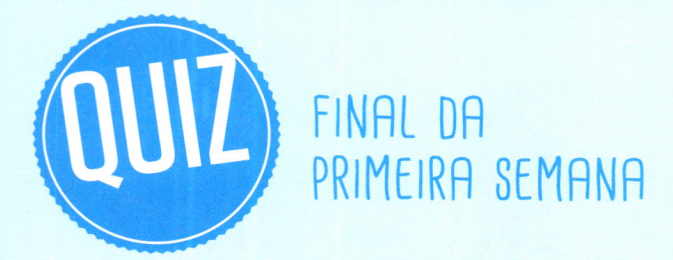

# QUIZ FINAL DA PRIMEIRA SEMANA

1. **Nós nos estressamos quando:**
   a. temos de nos adaptar ao nosso ambiente.
   b. vamos fazer exames.
   c. mudamos de trabalho.

2. **O hormônio secretado quando há estresse é:**
   a. o aperol.
   b. o cortisol.
   c. o sonasol.

3. **O estresse:**
   a. é tratado do mesmo modo por todos.
   b. pode ser físico, psicológico e/ou emocional.
   c. é um falso problema.

4. **Em geral, que doença(s) não é(são) associada(s) ao estresse?**
   a. A gripe.
   b. Alguns cânceres.
   c. As doenças cardiovasculares.

5. **Quem foi o primeiro cientista a estudar o estresse?**
   a. Sigmund Freud.
   b. Hans Selye.
   c. Carl Rogers.

6. **Qual é a porcentagem de consultas médicas ligadas direta ou indiretamente ao estresse?**
   a. 20%.  b. 50%.  c. 80%.

7. **A respiração diafragmática é:**
   a. uma fonte de relaxamento, pois permite oxigenar bem o sangue.
   b. mais rápida que a respiração natural.
   c. uma respiração que acontece essencialmente na parte de cima do corpo.

8. **O relaxamento muscular progressivo:**
   a. centra-se na contração e na descontração física.
   b. é uma espécie de hipnose.
   c. é uma disciplina esportiva.

9. **O estresse é:**
   a. unicamente influenciado pelos eventos externos.
   b. resultante da previsão de uma possível ameaça e da capacidade de enfrentá-la.
   c. uma emoção difícil.

10. **As distorções cognitivas são:**
    a. uma deformação do estresse.
    b. representações e interpretações distorcidas do mundo.
    c. pensamentos apavorantes.

11. **O melhor meio de controlar os pensamentos é:**
    a. confrontá-los com a realidade.
    b. procurar ter pensamentos positivos.
    c. procurar, a todo custo, evitá-los.

12. **Entre as emoções fundamentais, encontramos:**
    a. a alegria, a vergonha, a aversão e a raiva.
    b. a alegria, o medo, a raiva e a tristeza.
    c. a alegria, o medo, a raiva e a vergonha.

13. **A inteligência emocional é:**
    a. equivalente ao Q.I.
    b. fazer bom uso das emoções, identificando-as, aceitando-as e administrando-as.
    c. saber bloquear a emoção, se for necessário.

14. **A procrastinação é:**
    a. a tendência de esquecer as coisas.
    b. a tendência de deixar para o dia seguinte.
    c. o poder de antecipar.

15. **Um método de resolução de problema pode:**
    a. ajudar a procrastinar mais.
    b. dividir-se em diversas etapas distintas: da definição do problema à avaliação dos resultados.
    c. garantir-nos uma vida sem estresse.

# Respostas

1. a 2. b 3. b 4. a 5. b 6. c 7. a 8. a 9. b 10. b 11. a 12. b 13. b 14. b 15. b

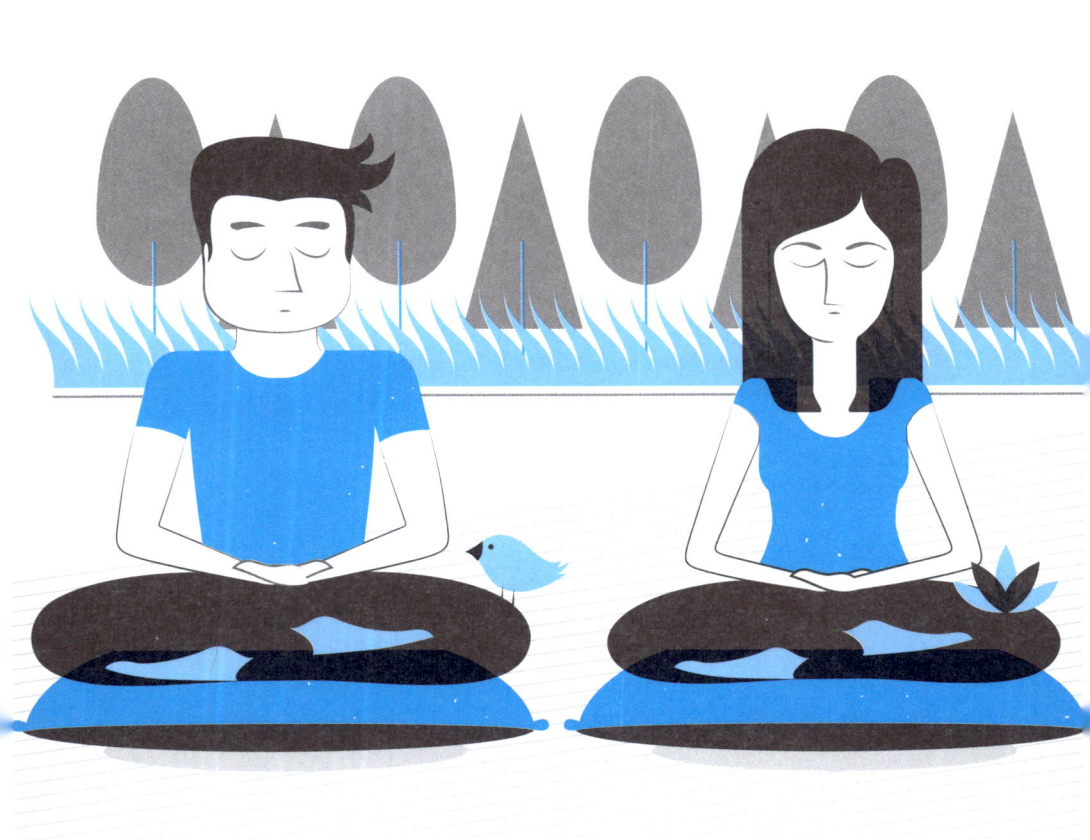

# 2ª SEMANA

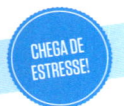 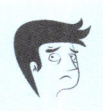 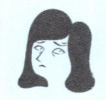 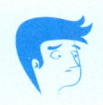 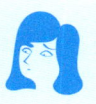 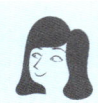
" Entrei na segunda semana do nosso programa com Pierre. Ontem, dei de cara com um 'antiestresse' conhecido como oração da serenidade, do doutor Niebuhr: 'Que me seja dada a força para aceitar as coisas que não posso mudar, a coragem para mudar as que posso e a sabedoria para distinguir entre as duas'. A gente arruína a vida se irritando com coisas que não podemos mudar, não aceitando o que já nos aconteceu, consumindo a nossa energia para lutar pelo resto. Decidi procurar mudar somente as coisas que dependem de mim, e a não me estressar com as outras... Precisamos ter mais sabedoria, Pierre... Principalmente você! "

# 8º DIA
## Aceitando o que não se pode mudar

Você está disposto a ir em frente se estressando menos? Interessa a você viver mais de acordo com os seus valores? Todos nós procuramos nos sentir bem, aconteça o que acontecer. Tentamos nos libertar do estresse enquanto seria, por vezes, mais sensato encontrar sentido para o que fazemos a fim de nos conectar melhor com os outros e, assim, contribuir para uma vida mais rica.

É bastante espantoso verificar que o ser humano acredita poder encontrar respostas a todas as suas perguntas e, dessa maneira, retomar o controle. "Por que isso aconteceu comigo?", "O que será que fiz para merecer isso?"... Essa obsessão de perguntar *por quê?* é, em resumo, uma procura de sentido para a nossa vida. Mas ela representa, sobretudo, muito tempo ruminando, culpando-se, reprimindo-se e censurando-se. Você sabe, sistematicamente, que não há resposta para todos os porquês. Podemos inventar milhares de histórias que nos contem aquilo que queremos ouvir, mas a verdade é que, nessa busca incessante, o que procuramos é, simplesmente, assumir logo o controle da situação.

Na verdade, a solução para não criar um estresse inútil é aceitar aquilo que existe. Simplesmente porque o nosso sofrimento é muitas vezes criado pela nossa própria resistência, consequência de uma recusa. Se sofrer é normal, o que não é normal é sofrer a vida toda.

Aceitar o que se passa, o que acontece conosco, nossos pensamentos, é sem dúvida o melhor meio de encontrar a paz. Você já imaginou, por um segundo, como seria a sua vida se você aceitasse que as pessoas fossem como elas são? Se aceitasse todos os fatos que se passaram na sua vida até hoje? Isso mudaria algo em seu estresse?

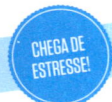

## Aceitar... sem estar de acordo

O primeiro passo consiste em estabelecer a diferença entre "aceitar" e "estar de acordo, resignar-se". Na realidade, podemos aceitar o fato de que algo não vai bem na nossa vida, sem, contudo estar de acordo. Paradoxalmente, essa é a lógica que permitirá mudar as coisas. Podemos ir um pouco mais longe: não aceitar o que existe não muda nada, na realidade. Com muita frequência, isso tem como resultado nos envolver no ciclo do estresse, que influencia nossas reações e decisões. Evidentemente, aceitar não significa estar de acordo, uma vez que, se estiver doente e não estiver de acordo, você não irá sarar mais depressa. Se roubarem o seu celular, o seu desacordo não mudará esse fato. Aceitar o que acontece sem estar de acordo permite simplesmente tomar decisões mais refletidas, com a sua cabeça, com os seus valores, em vez de ser levado por suas emoções.

Aceitar tampouco trará forçosamente a felicidade, porém, haverá um pouco mais de paz. Sem paz, não há como vislumbrar felicidade.

Ao mesmo tempo, aceitar não significa se resignar, não fazer nada.

Aceitar que você está estressado não significa que você se deixa levar.

Ao contrário, pode querer dizer: "O.k., estou estressado, é isso! Agora, o que posso fazer para melhorar?". Enquanto você recusar esse fato, gastará toda a sua energia, não para melhorar, mas para brigar com a realidade. Repita "eu aceito estar estressado": nunca se sabe, mas isso poderia mudar para sempre a sua relação com o estresse...

Se atualmente você está vivendo uma situação difícil, o simples fato de dizer a si mesmo "eu aceito estar com medo" ou "eu aceito estar triste" pode libertá-lo de um grande peso. Isso já suprimirá a emoção que se somava à emoção de base. Aceitar liberta e aliviará o seu estado de tensão, o que por si só já é extraordinário! Não tema as consequências negativas, porque elas não existem.

E o mais importante: só aceite aquilo que você não pode mudar!

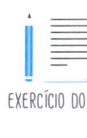

## A ACEITAÇÃO

Faça uma lista daquilo que o entristece, estressa ou lhe dá raiva. Depois, para cada situação, complete as três frases:

1. Estou ................... por ter [esse problema] (ex.: "Estou triste por ter perdido o meu cachorro").
2. Aceito estar ................. por ter [esse problema] ("Aceito estar triste por ter perdido o meu cachorro").
3. Aceito ter tido [esse problema] ("Aceito ter perdido o meu cachorro").

## O controle: problema ou solução?

Se você quase sempre se sente oprimido por querer controlar tudo, talvez seja hora de escolher o que é realmente mais importante para você. Basta dar o primeiro passo.

Estes fundamentos e princípios podem ajudá-lo a ser mais eficiente e a progredir mais. Ao abandonar a ilusão do controle, você toma paradoxalmente as rédeas da sua vida.

Aceitar é uma atitude mais ativa do que possa parecer. Consiste, muitas vezes, em limitar o fato de evitarmos os pensamentos, as emoções, as percepções desagradáveis. Porque, quando vamos mal e não confrontamos um problema, perdemos a flexibilidade psicológica. Por quê? Porque nós focamos uma parte muito restrita do nosso ambiente. Isso cria um problema, uma vez que essa restrição nos afasta persistentemente das fontes de reforço positivo do que poderíamos nos beneficiar. Além disso, o fato de evitar algo se propaga com muita frequência em qualquer evento. A luta pelo controle equivale, como tão bem explica o psicoterapeuta italiano Giorgio Nardone, a querer colocar um gato desamarrado dentro de um saco...

Sobre esse tema, impõe-se uma pergunta: a luta que você travou até agora contra o estresse produziu frutos?

Pergunte, então, a si mesmo:

- Ao lutar contra o meu estresse, o que procuro evitar?
- Essa luta me afasta dos meus valores profundos (essa luta me rouba tempo e energia; acaba me levando à direção oposta...)?

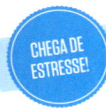

Sinta todos os seus impulsos de querer lutar e se dê o direito de desobe-decê-los.

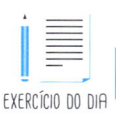
CHEGA DE
ESTRESSE!

Às vezes, acontece de ficarmos tão presos nessa luta que esquecemos os nossos valores e aquilo que é bom para nós. Talvez seja tempo de iden-tificar o que realmente conta para você, de ver as grandes orientações que deseja dar à sua existência. Os seus valores estarão sempre ali, como um recurso permanente que pode funcionar como um reforço às suas intenções.

Você deve estar se perguntando por que estamos abordando os valores nesta parte que trata da aceitação e do estresse. Um estudo de John W. Creswell *et al*. (2005) demonstrou que refletir sobre os valores alterava o estresse no nível psicológico e fisiológico (diminuição do cortisol e da situa-ção de estresse). Outro estudo realizado em 2000 (Gary Sherman *et al*.) revelou que escrever a respeito dos próprios valores diminui a reativi-dade ao estresse e estimula a mudança.

Os valores são princípios orientadores que podem nos guiar e nos moti-var quando progredimos. De certa maneira, eles influenciam a forma como queremos nos comportar em todos os âmbitos da vida.

EXERCÍCIO DO DIA

## LIGAÇÃO ENTRE O MOMENTO PRESENTE E OS SEUS VALORES

Quando estiver sozinho, pergunte a si mesmo: o que é importante para você? Em que você se interessa? Em que direção você gostaria de pro-gredir? O que você quer fazer do seu tempo neste planeta? Que tipo de pessoa você deseja ser? Quais qualidades ou forças pessoais você quer desenvolver?

Apresentamos um quadro que o ajudará a fazer um balanço a respeito dos seus valores. Para cada um dos domínios, descreva, em algumas palavras, o que é importante para você e avalie a sua importância em uma escala de 0 (nenhuma importância) a 10 (muita importância). Anote também a estimativa de seu sucesso em relação a esse critério (nota de 0 a 10). Por fim, classifique, por ordem de importância decrescente, os valores nos quais vai querer trabalhar depois (10 para a posição mais alta, e assim sucessivamente...).

| Domínio | O valor escolhido (uma frase para resumi-lo) | Importância | Sucesso | Lugar |
|---|---|---|---|---|
| Relações familiares | | | | |
| Relações íntimas/casal | | | | |
| Ser pai/mãe | | | | |
| Relações sociais | | | | |
| Carreira/ emprego | | | | |
| Lazer | | | | |
| Espiritualidade | | | | |
| Cidadania/ comunidade | | | | |
| Saúde/bem-estar físico | | | | |

Fonte: Russ Harris, *Le piège du bonheur*, Éditions de l'Homme, 2010.

É importante explicitar, o mais precisamente possível, o que você almeja. Por exemplo, para as categorias seguintes:

- *Relações familiares* – Que tipo de irmão/irmã, filho/filha, tio/tia você quer ser? Quais qualidades pessoais você gostaria de aperfeiçoar? Quais tipos de relações você desejaria construir?

- *Relações íntimas/casal* – Que tipo de parceiro você gostaria de ser em suas relações amorosas? Quais qualidades pessoais você desejaria ter? Que tipo de relação você desejaria construir?

- *Ser pai/mãe* – Que tipo de pai/mãe você desejaria ser? Quais qualidades pessoais você gostaria de ter? Quais tipos de vínculos você gostaria de criar com os seus filhos?

- *Relações sociais* – Quais são as qualidades pessoais que você gostaria de demonstrar nas suas amizades? Se pudesse ser o melhor amigo possível, de que forma você se comportaria? Quais tipos de amizades você gostaria de desenvolver?

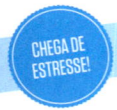

- *Carreira/emprego* – O que você valoriza no seu trabalho? O que o tornaria mais significativo para você? Que tipo de trabalhador você gostaria de ser? Se você correspondesse aos seus ideais, quais seriam as qualidades pessoais que gostaria de demonstrar no trabalho?

- *Lazer* – Quais tipos de hobbies, atividades esportivas e práticas de lazer você aprecia? De que maneira você se descontrai? De que modo você sente prazer? Quais tipos de atividades você deseja começar a praticar?

- *Saúde/bem-estar físico* – Quais são os seus valores quanto à manutenção do seu bem-estar físico? De que maneira você quer cuidar da sua saúde (sono, regime, exercício, cigarro, álcool, etc.)? Por que é importante?

"Largar mão" é também uma forma de redirecionar a nossa atenção para o que é fundamental e constitutivo da pessoa que gostaríamos de ser, em detrimento das coisas de menor importância, mas que, no entanto, têm o poder de nos estressar intensamente.

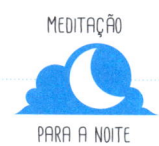

MEDITAÇÃO

PARA A NOITE

- ✔ Aceitar o que existe e não pode ser mudado é uma atitude mais ativa do que parece e que pode reduzir consideravelmente o seu estresse.
- ✔ A atitude de aceitação não implica estar de acordo com o que lhe acontece ou se resignar.
- ✔ Quando estiver sozinho, reflita sobre o que é importante para você, sobre o que quer evitar na sua vida e sobre as qualidades que quer cultivar.
- ✔ Aceitar a realidade tal como se lhe apresenta tem muitas vantagens, como saber que orientação tomar de acordo com aquilo que realmente conta para você.

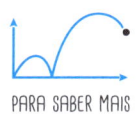

PARA SABER MAIS

→ HARRIS, R. *Le piège du bonheur: créez la vie que vous voulez*. Quebec: Éditions de l'Homme, 2010.

→ MONESTÈS, J.-L. & VILLATTE, M. *La thérapie d'acceptation et d'engagement*. Paris: ACT, Elsevier Masson, 2011.

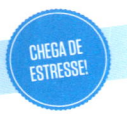 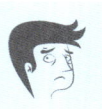 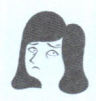 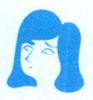 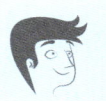 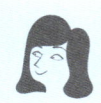

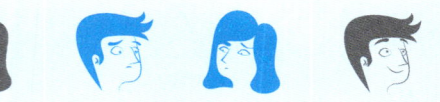

> Não gosto das situações de incerteza, pois elas me estressam. Melhorei um pouco desde que compreendi o motivo disso, no início do livro. O estresse nasce da conjunção de situações que aliam um controle fraco sobre os acontecimentos e os fatores de imprevisibilidade, de novidade ou que ameaçam o meu ego. A incerteza, para mim, é tudo isso... Sinto que não domino certas situações, não sei o que pode acontecer em novos contextos, e isso me faz duvidar da minha capacidade... Sempre existe a opção de fazer como o Pierre, de virar um '*control freak*', mas querer controlar tudo é ficar esgotado ou se fechar para a vida, não?

# 9º DIA

## Aprendendo a lidar com a incerteza sem me estressar

Independentemente de sua profissão – dançarino, contador, agricultor, banqueiro... –, você tem de enfrentar a incerteza, e raramente encontrará atividades 100% seguras na vida. A partir disso, qualquer que seja o processo (comprar uma casa, resolver um conflito, escrever um livro, etc.), é preciso atravessar diversas fases: coletar a informação, explorar as opções, experimentar, continuar ou abandoná-las.

### Incerteza e aversão ao risco

Ideias reunidas viram (às vezes) um livro; emoções e técnicas sobre uma tela se transformam em arte; ritmo, voz e sons formam uma melodia; música e movimentos se tornam uma dança...

Nesses processos, a noção de incerteza apareceu forçosamente em um momento ou outro. Na psicologia, é comum se abordar a noção do medo, da incerteza. É uma forma de aversão ao risco. Algumas vezes, o ser humano tem a impressão de que, em caso de incerteza, há mais a perder do que a ganhar, o que impele as pessoas a manter um certo *status quo*. Daniel Kahneman (o único psicólogo a ganhar o Prêmio Nobel de economia) revelou que a nossa aversão ao risco é tão grande que, para arriscar uma determinada quantia de dinheiro, precisamos de uma esperança de ganho duas vezes maior.

Ora, a incerteza continua sendo uma situação totalmente recorrente na nossa vida (bem como em todo o sistema em movimento) e todos precisamos dar espaço a isso e receber esse desconhecido. É um elemento vital.

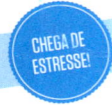

Essa capacidade não só de suportar, mas também de receber, ampliar e exaltar essa incerteza pode dar à nossa visão de vida um novo alento.

Para encontrar a solução de um problema espinhoso que nos estressa, é preciso ser criativo, o que, em si, é o resultado de uma mecânica muito complexa. De acordo com um estudo conduzido em 2008 pelo professor Franck Zenasni, a flexibilidade mental e alguns traços de personalidade, como o gosto pelo risco, por exemplo, têm um impacto sobre as capacidades criadoras. Então, é possível melhorar o potencial criativo frente a um problema, uma vez que o estado emocional pode ser modificado e a flexibilidade mental pode ser desenvolvida. Diante da ambiguidade de uma hipótese, a pessoa criativa persistirá mais em compreendê-la ou verificá-la em vez de rejeitá-la. Esse traço é importante, pois permite não se contentar com soluções apressadas ou fáceis e conduz a uma gestão mais adaptada do estresse.

## O paradoxo de Ellsberg

A nossa reação perante a incerteza é ilustrada por uma necessidade de conforto mais importante que a necessidade de ter uma vida mais plena. Essa reação se apoia na experiência de Daniel Ellsberg (1961), em que os participantes do estudo tinham duas opções:

• opção A: fazer uma predição sobre a cor da bola que poderiam tirar de uma urna cheia com 100 bolas brancas e pretas. Os participantes sabiam que a proporção de bolas era de 50/50;

• opção B: fazer uma predição sobre a cor da bola que poderiam tirar da urna, sem conhecer a proporção para cada cor.

Obviamente, a maioria dos participantes preferiu a primeira opção.

Essa experiência foi denominada paradoxo de Ellsberg: as pessoas se afastam o máximo possível da opção desconhecida. Não existe nenhuma razão matemática ou lógica para essa escolha, mas a aversão à incerteza e à ambiguidade nos conduz naturalmente para essa decisão.

Dizem que o gênio começa sempre por uma pergunta, e não por uma resposta. Se eliminarmos a pergunta, eliminaremos o gênio. Mas as coisas se tornam difíceis porque a incerteza nos põe em uma situação de desconforto – seja ele físico, seja mental –, o qual costuma assinalar que algo não vai bem. É um raciocínio puramente emocional, pois se esse sentimento for bem dirigido, a incerteza pode ser uma verdadeira ferramenta de decisão para tomar medidas profundas e positivas em nossa vida. Entretanto, a nossa sociedade nos ensina a evitar ou a fugir desse tipo de experiência incômoda. Essa total rejeição ao incerto e o desejo incessante por "prazeres" sem frustrações reduzem a nossa capacidade de enfrentar a adversidade e cria também uma certa dependência do *"estar sempre bem"*.

# O estresse da incerteza

A noção de incerteza implica a ideia de desconhecido, de uma realidade que muda e, para alguns, uma ideia de fragilidade. Todos nós procuramos fontes de certeza, como empregos que não mudem, e um sentimento de segurança que dure para sempre (casamento, lugar de moradia, etc.), mesmo que saibamos que "a única certeza é a própria mudança". Então, por que não aceitar a mudança e, com ela, a incerteza, uma vez que são inevitáveis? Por que nos esforçamos para manter, custe o que custar, as coisas como elas são e nos manter longe da experiência de incerteza? Por que o esforço de manutenção do *status quo* é mais penoso e difícil que a própria mudança?

Essencialmente, por duas razões:

### A incerteza é muito desconfortável

Ainda que enfrentemos uma situação que não nos convém e que nos deixa infelizes, muitas vezes permanecemos sem ação e passivos. Na realidade, isso se justifica pelo fato de vivermos algo previsível, com o qual estamos familiarizados. Não é agradável, mas é uma situação conhecida, cercada de emoções bem demarcadas.

Tomar a decisão de mudar cria, naquele universo bem familiar, um desequilíbrio temporário, uma mudança de rotina e das emoções, as quais podem ser inesperadas e perturbadoras.

A pergunta mais provável nesse momento será: "O.k., sei que não estou muito feliz agora, mas, e se ficar pior quando mudar?". O argumento clássico é: "Eu sei o que estou perdendo, mas não sei o que vou ganhar...". É uma crença popular evidentemente marcada pelo medo e que conduz à não ação. Diante da incerteza, nossas emoções mais frequentes são o medo, a ansiedade e o pânico. Então, procuramos nos tranquilizar o máximo possível e criar uma ilusão de certeza, de segurança.

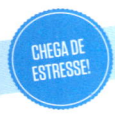

### Temos medo do julgamento dos outros

Sair da zona de conforto e entrar em uma zona obscura de incerteza nos coloca em uma posição na qual possamos, talvez, ser criticados pelos outros. Pensamentos tais como "O que os outros vão dizer?" ou "Se eu me enganar, todos vão saber" podem fazer a balança pender mais para um lado que para outro. Esse temor do julgamento está bem ilustrado pela experiência de Stefan Trautmann, em 2008, que sucede à experiência de Ellsberg.

Trautmann demonstrou que, se os participantes tinham uma forte tendência a escolher a situação A (proporção de 50/50) em vez da situação B, conforme descrito anteriormente, eles tenderiam a escolher a situação B quando a decisão de escolha não se tornasse pública, o que lhes facilitaria assumir o risco.

## Explorar a incerteza para fazer dela um motor

Aprender a lidar com o desconforto e com o medo do julgamento, gerados pela incerteza, são duas aptidões que devem ser desenvolvidas a fim de passar da não ação à ação, do conforto passivo à abertura e à curiosidade. Desafiar esse tipo de situação permite trabalhar o medo a fim de ter uma vida mais plena. A pergunta não será mais "Como eu poderia eliminar a incerteza?", mas sim "Como posso me sentir mais livre?", ou até mesmo "Como posso me apoiar nessa incerteza e fazer dela um verdadeiro motor?".

### Lidar com o desconforto da incerteza: encontrar uma ancoragem no cotidiano!

Já não é novidade: uma nova aptidão precisa ser praticada. Realmente, temos de aprender a administrar pensamentos incertos, emoções e situações que nos são comuns a fim de desenvolver as competências que nos permitirão lidar com as emoções causadas pelas situações mais desafiadoras e inusitadas. Praticar uma atividade regular permite nos conectar aos nossos pensamentos mais profundos e criar um mecanismo que nos prenda ao que é importante, como um ponto de referência. Você pode praticar a meditação da atenção plena (ver 13º dia) – um excelente meio de permanecer presente –, a ioga ou outra atividade física que requeira concentração, apesar do desconforto físico. Uma ancoragem diária é uma atividade que permite ficar sozinho com os seus pensamentos sem temê--los. Por sermos muito solicitados a todo momento, acabamos tendo pouco tempo para olhar com clareza o que acontece na nossa vida. Essa ancoragem permite relativizar e não se perder em ruminações inúteis. No fundo, tudo aquilo de que você precisa está em você.

Assim, essas atividades e esses pensamentos nos fornecem tempo e espaço para ir mais longe e explorar as reflexões mais significativas. Ficar sozinho e passar um momento com as próprias emoções, até mesmo mergulhar nelas, pode nos levar a uma compreensão maior de nós mesmos, a uma perspectiva mais clara e mais importante. Uma ação positiva pode nos ajudar a melhorar a situação e, eventualmente, a reação à situação. Quanto mais tempo olhamos de frente para essa incerteza, mais hábeis nos tornaremos para enfrentá-la. É importante que você aceite deparar-se com ela e encará-la realmente, com as dúvidas, as instabilidades e todas as emoções que a acompanham. Permitir-se ver os diferentes componentes dessa incerteza é o primeiro passo.

### Determinar a sua abertura à mudança e criar um contexto de escolha

A grande diferença entre se abrir ou não para a mudança está em acreditar que, com trabalho, os resultados podem ser melhorados. É uma distinção fundamental que nos impele a fazer escolhas e a entrar em ação. Para tanto, é necessário criar um contexto de alternativas, pois um dos mais penosos elementos em uma situação de incerteza é nos encontrar em uma situação que naturalmente nos condena a não mais fazer escolha.

Quando queremos ir de um ponto A para um ponto B, precisamos, inicialmente, compreender a nossa relação com a incerteza. Podemos ter hesitações sobre como seremos julgados pelos outros e/ou a falta de competências para enfrentar o desconforto que as situações incertas podem produzir. Tente identificar o seu desejo.

## VONTADE DE QUÊ?

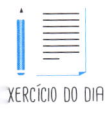

XERCÍCIO DO DIA

Pegue uma folha de papel e um lápis. Atribua um título e uma data ao seu objeto de desejo, à sua intenção ou ao projeto vindouro. Projete-se no tempo e faça a descrição mais detalhada possível daquilo que quer, como

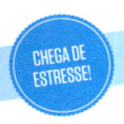

se você o tivesse efetuado e estivesse contando a um terceiro que não conhece a sua vida. Durante esse processo, fique atento às suas emoções e anote-as.

## Liberte-se dos resultados

Permita-se usufruir das coisas que vão bem: nós resmungamos com muita frequência, pois as coisas não caminham sempre conforme a nossa vontade, mas quando elas funcionam de verdade a nosso favor, não nos permitimos aproveitar do nosso sucesso e da nossa criatividade. Em tais condições, não é de se admirar que, muitas vezes, nos sintamos perde-dores.

Quando lhe acontecer algo bom, aprecie e fique feliz pela conquista.

Pare de viver para o amanhã, na dependência da resposta do outro, para um ou outro resultado futuro. A capacidade de gerenciar o seu estresse é sua responsabilidade, e as suas intenções e ações já serão a maior parte do trabalho. Tenha confiança naquilo que quer e até mesmo no fato de que o melhor está por vir.

Mergulhe no âmago da incerteza e aprecie o seu mistério. Desenvolva a sua curiosidade e se pergunte, talvez: "Dentro de um mês, um ano, dez anos, esse problema terá alguma importância?". Tenha confiança! O des-conhecido pode ser excelente. É certo que todos nós desejamos ter mais controle sobre a nossa vida e mais resultados quanto às ações que prati-camos, mas ter controle depende também da maneira como cada um de nós é capaz de lidar com a incerteza.

A vida está cheia de situações incontroláveis, queiramos ou não; a Terra não vai parar de girar para você, as tempestades não deixarão de destruir em sua passagem, tampouco a violência acabará porque você quer.

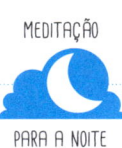

MEDITAÇÃO

PARA A NOITE

- ✔ Na maioria das vezes, procuramos manter as coisas do jeito que estão, pois a incerteza nos incomoda e nos expõe ao julgamento dos outros.
- ✔ Não escapamos da incerteza: alguns acham que a melhor maneira de administrá-la é eliminando-a, a fim de recuperar o controle sobre todos os aspectos da vida. Com isso, correm o risco de perder o controle em um período de grande incerteza.
- ✔ A melhor maneira de lidar com a incerteza é não evitá-la, nem negá-la, muito menos fugir dela, mas, ao contrário, aceitá-la. É preferível enfrentar as dúvidas.
- ✔ É possível utilizar a incerteza como um motor na nossa vida encontrando ancoragens no dia a dia e criando oportunidades de escolha.

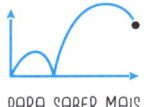

PARA SABER MAIS

→ Jeffers, S. *La vie à bras-le-corps: faire face à l'incertitude*. Paris: Marabout, 2004.
→ Fields, J. *Uncertainty: Turning Fear and Doubt into Fuel for Brilliance*. Nova York: Portfolio Penguin, 2012.

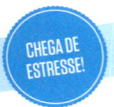 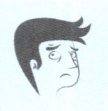 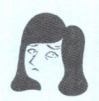 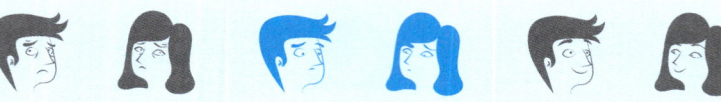 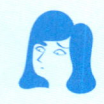 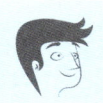 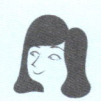

> PASSO POR ALTOS E BAIXOS. UM DIA, SOU O 'REI DO PEDAÇO', CONSIGO FAZER TUDO E, NO DIA SEGUINTE, ESBARRO LAMENTAVELMENTE EM COISAS QUE JULGAVA CONSEGUIR FAZER, MAS NÃO CONSIGO; E VOLTO À ESTACA ZERO... ISSO ME FRAGILIZA, POIS TENHO A IMPRESSÃO DE QUE NÃO POSSO TER CERTEZA A RESPEITO DO QUE PENSO SABER (FAZER). A FRASE DE TAL BEN-SHAHAR ME VEM À MENTE: 'SE NÃO APRENDEMOS A FRACASSAR, FRACASSAMOS AO APRENDER'. SERIA ISSO O QUE CHAMAMOS DE PROCESSO DE APRENDIZAGEM?

# 10º DIA

## Eu avanço, eu recuo. Isso é normal?

Eis que estamos a quase meio caminho andado nesta viagem de 21 dias. Este é um bom momento para refletir sobre o que já foi mudado. Quase nunca esses programas conseguem ser lineares, ou seja, sem recaída ou regressão.

### Diferentes fases de mudança

Os fracassos e as decepções podem – e vão – chegar de tempos em tempos. Os reveses, os altos e baixos são importantes no seu processo de plena realização. Alguns autores afirmam que, se não passarmos por eles, provavelmente estaremos em um mau caminho. Ora, aquilo que você precisa desenvolver agora é um sentimento de benevolência e de aceitação mais focado naquilo que lhe faz bem.

James O. Prochaska e Carlo DiClemente (1982), dois psicólogos americanos, desenvolveram uma teoria muito eficaz sobre os diferentes estágios da mudança. De acordo com a pesquisa, eles sugerem que as pessoas mudam de comportamento progressivamente, e que diversas intervenções são apropriadas para cada estágio. Eles enumeram os seis estágios da mudança:
- a pré-contemplação: "Não tenho a intenção de mudar o meu comportamento em um futuro próximo" (durante os próximos seis meses);
- a contemplação: "Tenho seriamente a intenção de mudar de comportamento no decorrer dos próximos seis meses" (fase que pode durar dois anos);

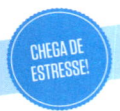

- a preparação: "Tenho a intenção de tomar iniciativas muito em breve; tenho um plano de ação e já tomei algumas medidas que, de certa maneira, modificaram o meu comportamento";
- a ação: "Fiz algumas modificações em meus comportamentos durante os últimos seis meses". É nesta fase que as pessoas correm o maior risco de recair ao comportamento anterior;
- o estágio de manutenção: "Atingi o meu objetivo nos últimos seis meses!";
- o fim do processo: "Não estou mais tentado a recair no meu comportamento anterior. Estou 100% convencido da minha eficiência em todas as situações que antes me pareciam uma tentação!".

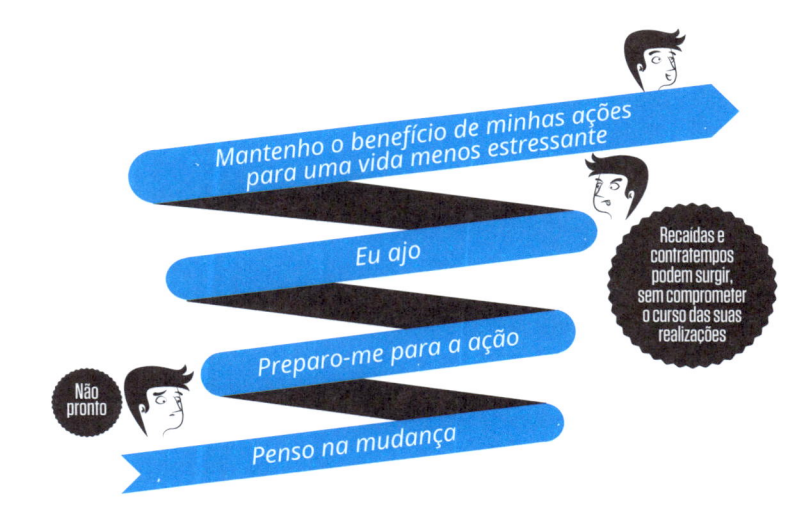

## Você está em que fase?

Entre um estágio ou outro, diferentes procedimentos de mudança nos ajudam a modificar a nossa maneira de pensar, as nossas emoções ou o nosso comportamento. Vejamos o caso presente. Na fase de *pré-con-templação*, este livro não lhe interessa, pois você nem mesmo pensa que pode ter algum problema relacionado com o estresse. Na fase de *con-templação*, você começa a reconhecer que o estresse tenha, talvez, um custo, mas você não sabe como agir e não tem certeza de estar pronto para enfrentar uma mudança. O que podemos lhe dizer ainda tem pouco impacto no seu desejo ou no seu interesse em prevenir o estresse.

Na fase de *preparação*, por exemplo, você aumentará o seu nível de consciência, procurando informação pertinente para resolver o seu estresse (como ler este livro!) e valorizando hábitos mais saudáveis. Depois, você despertará as suas emoções e provavelmente as compartilhará com outras pessoas que se encontram em uma situação semelhante à sua. Você se empenhará e reavaliará os seus sentimentos diante de seus novos hábitos perante o estresse! E, depois, considerará mais facilmente as vantagens e os inconvenientes da sua mudança, tentando encontrar alternativas para os comportamentos não desejados. Isso o incentivará a se tornar mais ativo e capaz de modificar o seu ambiente. Você entrará em um círculo virtuoso, pois terá mais confiança na sua capacidade de ter êxito nas mudanças, uma competência que o psicólogo Albert Bandura chamou de sentimento de "eficácia pessoal".

Na fase de *ação*, você terá de enfrentar alguns revezes. Se eles existem, é porque há um início de mudança, pois você está tentando algo novo. Na mesma proporção que o capítulo anterior falava de aceitação e de flexibilidade psicológica, você pode acrescentar, como competência necessária para enfrentar as mudanças, a habilidade de lidar com os revezes, os contratempos, que, em nenhum caso, representam fracassos, mas patamares de aprendizado pelos quais tem de passar na medida em que as mudanças acontecem. A cada vez que você toma distância do problema, a sua visão da situação fica mais global, mais ampla e mais rica. Nessa fase, você tem a possibilidade de restabelecer a meta, de se adaptar, de fazer um desvio e de consolidar as bases.

## +2 –1

É evidente que a progressão não será feita em linha reta e sem desvio. Talvez seja necessário imaginar essa gestão do estresse como um processo e não como uma corrida contra você mesmo ou uma competição. Esse percurso é cheio de obstáculos, e é importante que você não perca contato com a realidade e permaneça aberto a todas as sugestões possíveis visando corrigir a meta!

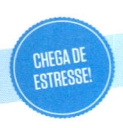

Se você ler as biografias de todas as grandes figuras deste mundo, em geral encontrará as mesmas características. Vejamos o exemplo de Michael Jordan, o excepcional jogador de basquete americano, para quem o fracasso fazia parte das suas vitórias: "Posso aceitar o fracasso, todo mundo fracassa em alguma coisa, mas não posso aceitar não tentar [...]. Errei 9.000 lançamentos em minha carreira. Perdi quase 300 jogos. Confiaram em mim 26 vezes para fazer o arremesso da vitória, e eu errei. Fracassei mais e mais na minha vida, e é por isso que tive sucesso".

Ou o exemplo de Oprah Winfrey, célebre apresentadora americana e uma das mulheres mais influentes nos Estados Unidos: "Eu diria que nunca tive fracassos na minha vida. Não houve fracassos. Houve lições assustadoras". Ou, então, Thomas Edison e a sua frase vitoriosa depois das numerosas tentativas antes de criar a lâmpada: "Não fracassei, encontrei dez mil possibilidades que não existiam".

Os asiáticos integraram muito bem essa ideia de impermanência e de aceitação dos erros no processo de aprendizagem. Contrariamente à nossa cultura ocidental em busca da perfeição e do sucesso, o fracasso ou os contratempos são, para eles, a base do sucesso. Sair de certa rigidez e dureza significa também dar lugar aos sentimentos e às emoções no processo de decisão, conforme vimos anteriormente ("Eu aceito 'errar' sabendo que estou agindo de acordo com os meus valores?"). E, depois, adotar uma abordagem mais nuançada, com indulgência, adaptabilidade e dinamismo, favorece a busca de eventuais benefícios.

Aliás, no seu percurso de gestão pessoal do estresse, a ausência de contratempos não pareceria normal. Você está desde já trabalhando para o futuro. Esteja consciente de que você se engajará em um processo no qual irá avançar, recuar, aprender a ajustar a meta e constatar que enfrentar esses revezes é diretamente proporcional à curva de aprendizagem que você está vivendo. Mesmo se você dirige carros há vinte anos, não pode garantir que não vai errar na direção amanhã, não é mesmo? Então, transfira isso para a sua gestão do estresse.

# BALANÇO NA METADE DA CAMINHADA

Quando você quis enfrentar o problema de frente e administrar melhor o seu estresse, você tomou uma decisão!

Retrospectivamente, após dez dias, o que você já realizou ou decidiu realizar para atingir o seu objetivo?

. . . . . . . . . . . . . . . . . . . . . . . . . . . . . . . . . . . . . . . . . . . . . . . . . . . . . . . . . .

. . . . . . . . . . . . . . . . . . . . . . . . . . . . . . . . . . . . . . . . . . . . . . . . . . . . . . . . . .

. . . . . . . . . . . . . . . . . . . . . . . . . . . . . . . . . . . . . . . . . . . . . . . . . . . . . . . . . .

Quais são os obstáculos que podem impedi-lo?

. . . . . . . . . . . . . . . . . . . . . . . . . . . . . . . . . . . . . . . . . . . . . . . . . . . . . . . . . .

. . . . . . . . . . . . . . . . . . . . . . . . . . . . . . . . . . . . . . . . . . . . . . . . . . . . . . . . . .

. . . . . . . . . . . . . . . . . . . . . . . . . . . . . . . . . . . . . . . . . . . . . . . . . . . . . . . . . .

O que você pretende fazer para superar esse(s) obstáculo(s)?

. . . . . . . . . . . . . . . . . . . . . . . . . . . . . . . . . . . . . . . . . . . . . . . . . . . . . . . . . .

. . . . . . . . . . . . . . . . . . . . . . . . . . . . . . . . . . . . . . . . . . . . . . . . . . . . . . . . . .

. . . . . . . . . . . . . . . . . . . . . . . . . . . . . . . . . . . . . . . . . . . . . . . . . . . . . . . . . .

Não hesite em dar um passo de cada vez. Querer fazer muita coisa e muito depressa é um erro frequente ("está decidido, a partir de amanhã, eu deixo de me estressar mesmo"). Dar um passo de cada vez é dividir os seus objetivos em tarefas cotidianas de maneira a mudar um pouco por dia. Mais vale uma mudança simples, mas palpável, do que promessas radicais eternamente postergadas. Além disso, seja preciso: por que você acha que as resoluções de início de ano estão fadadas a fracassar? Simplesmente porque são expressas sob a forma de ideias muito gerais e não são traduzidas em planos de ação ou compromissos concretos e realizáveis, que compreendam objetivos intermediários e implicações imediatas. Para manter um nível razoável de motivação, aceite a ideia de ter de passar por tarefas enfadonhas. Muitas vezes, a nossa vontade é contrariada, mas é possível redefinir positivamente aquelas atividades que nos parecem muito chatas ("se eu conseguir fazer uma lista das minhas

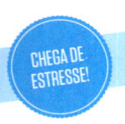

tarefas da semana, terei mais tempo para me dedicar aos meus filhos"). É uma pequena vitória pessoal que nos mantém motivados. É muito importante que você não hesite em buscar um apoio social, relacional, pois ele é um elemento vital para a mudança. Você pode encontrar esse suporte junto a uma pessoa que você estime, ou no trabalho, na família, junto a um amigo, em um grupo (por que não criar uma comunidade "chega de estresse" que possa incentivá-lo no seu projeto?).

Quando decidimos iniciar uma atividade, é possível organizar nosso tempo e reservar alguns momentos que serão exclusivamente dedicados a ela (ex.: levantar 20 minutos mais cedo para poder relaxar ou meditar). Se não fizer assim, você terá sempre mil obrigações que prevalecerão. Tente transformar o seu estilo de vida antes que o seu estilo de vida transforme você! E, depois, como retribuições por seu esforço, existem as recompensas: depois de realizar a tarefa, há o prazer e a satisfação do dever cumprido. Para concluir, incentive-se regularmente; memorize as suas mensagens positivas: "dê o melhor de si", "é maravilhoso, você nunca tinha feito isso!". Lembre-se das situações em que você respondeu positivamente a um desafio e apoie-se nos seus pontos fortes, mesmo estando consciente das suas fraquezas; elas também o ajudam no seu processo de mudança.

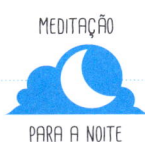

MEDITAÇÃO

PARA A NOITE

✔ A mudança é um processo de várias etapas que não tem a forma de um progresso linear, sem recaídas, mas sim de um percurso atravessado de momentos mais fluidos que outros.

✔ Na medida do possível, aceite os diferentes estágios de mudança: reavalie periodicamente os seus novos hábitos salutares e felicite-se por tudo aquilo que você empreendeu.

✔ Na metade do percurso deste programa, é normal que você não tenha realizado tudo o que pretendia ou não tão rapidamente como desejava. A complacência lhe permitirá integrar os seus retrocessos ou revezes como parte do processo rumo a um bem-estar maior.

✔ Este processo não é uma competição contra você mesmo, mas um percurso experimental no qual você deve ficar tanto quanto possível aberto a todas as sugestões.

✔ Diga a si mesmo que, se você não cometeu erros, é porque provavelmente você não tentou.

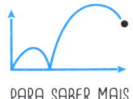

PARA SABER MAIS

→ PROCHASKA, J. O.; NORCROSS, J. C. & DiCLEMENTE, C. C. *Changing for Good*. Fort Mill: Quill, 2002.

→ BASSETT, L. *From Panic to Power*. Nova York: HarperResource, 1997.

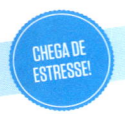 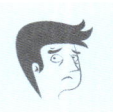 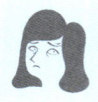 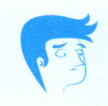 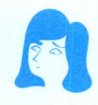 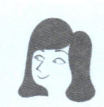

> ESTA É A QUARTA NOITE DO MÊS QUE FICO NO ESCRITÓRIO ATÉ MAIS TARDE. MINHA VIDA SOCIAL MAIS PARECE UMA LEMBRANÇA REMOTA... E PERCEBO QUE NÃO CONSIGO DIZER NÃO AO MEU CHEFE. É SEMPRE A MESMA COISA: ELE PASSA ÀS QUATRO HORAS E ME DÁ ALGO PARA FAZER QUE DEVE FICAR PRONTO NA MANHÃ SEGUINTE, E EU DIGO SIM, SORRINDO. NÃO TANTO POR MEDO DE SER DEMITIDA, MAS POR NÃO OUSAR DIZER NÃO. LEMBRO O QUE DISSE AQUELA AMERICANA, ANNE LAMOTT: 'NÃO! JÁ É UMA FRASE INTEIRA'. POIS BEM, EU NÃO CHEGO A TANTA CONCISÃO, PRECISO SEMPRE ACRESCENTAR ALGUMA COISA PARA ME JUSTIFICAR, PARA NÃO ENTRISTECER O OUTRO... O QUE É DE ESTRANHAR É QUE, ALGUMAS VEZES, ACONTECE O CONTRÁRIO, ATIRO PARA TODOS OS LADOS; AÍ EU ME AFIRMO TANTO QUE ATÉ ASSUSTO O OUTRO.

# 11º DIA

## Eu me afirmo!

### *I had a dream...*

Você teve um sonho na noite passada: estava falando com a sua chefe, dizendo "não" ao pedido para ficar mais uma vez até tarde no escritório e negociando uma solução alternativa, aceitável para ela, a respeito do dia seguinte. Ao sair, uma amiga liga para você insistindo para que vá com ela ao cinema à noite, porque ela não queria ir sozinha. Você repetiu, diversas vezes, sem se justificar, que não podia e ficou brava por ela não entender, desligando o telefone. Ao chegar em casa, dando de cara com uma bagunça enorme, depois de algumas observações, você pediu aos seus dois filhos adolescentes e ao seu marido para participarem mais das tarefas de casa. Você explicou, a cada vez, as suas reais necessidades e as ótimas consequências das coisas que pedia. Você se lembra de que, nesse sonho, ficou maravilhada com a sua capacidade de se expressar e de defender firmemente as suas necessidades, mas sem agressividade. Você se parabenizou várias vezes e notou quanto aquela atitude contribuía para o seu bem-estar e lhe permitia limitar o seu estresse. E, depois, você acordou e se lembrou de que nunca diz não ao seu chefe, que você é a amiga com quem sempre se pode contar, que é a mãe e a esposa perfeita e... que está muito cansada.

A autoafirmação é um elemento central em um programa de redução do estresse e contribui para criar uma relação sadia e produtiva com os outros. Pode ser definida como a capacidade de exprimir as nossas necessidades, os nossos sentimentos e nossas opiniões, sem ansiedade exagerada e respeitando o outro. Este, na figura de um chefe, de um amigo, de um cônjuge, aliando-se muitas vezes a uma voz interior tirânica, pode tornar a sua vida um inferno se você, por se esquecer de si mesmo, deixar passar automaticamente as necessidades dele na frente das suas e lhe der o poder de influenciar demais a sua vida.

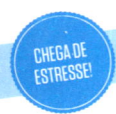
**CHEGA DE ESTRESSE!**

# Nem agressivo nem inibido: seguro!

Em situações de estresse, biologicamente tendemos a escolher entre reações de luta ou de fuga (*"fight or flight"*, ver 1º dia) e variantes negativas: na realidade, você poderia explodir diante da insistência egoísta da sua amiga (comportamento agressivo) ou ir "forçada" ao cinema com ela (comportamento passivo), aceitar de mau grado ficar até tarde e sabotar consciente ou inconscientemente a tarefa pedida pelo seu chefe (postura passiva-agressiva), e se queixar ou fazer chantagem à sua família (comportamento manipulador). Essas reações de agressão ou de aceitação passiva, às vezes úteis ou justificadas, podem, contudo, causar mal-estar, ressentimento, ruminações, ruptura das relações, imagem ruim de si, somatizações, etc. O comportamento de autoafirmação propõe outro caminho: nem agressivo nem passivo, mas seguro! Trata-se de uma postura de confiança e de autenticidade, em respeito ao outro, que evita um comportamento arrogante, inibido, negativo ou cínico e que vai fazer muito bem ao seu nível de estresse.

Abaixo, um pequeno resumo das diferentes posturas: em que coluna você pensa estar na maioria das vezes?

| | Agressivo | Passivo | Passivo--agressivo | Manipulador | Seguro |
|---|---|---|---|---|---|
| **Comportamento** | Arrogante, dominador | Submisso, complexado | Crítico, hipócrita | Cínico, passivo ou agressivo conforme o outro | **Seguro de si, autêntico** |
| **Emoção dominante** | Hostilidade, raiva | Medo, vergonha | Frustração, inveja | Reprime toda emoção | **Apropriada na situação** |
| **Postura corporal** | Rígida, tensa | Abatida | Curvada | Abatida ou dominadora | **Aberta, equilibrada** |
| **Voz** | Forte, tom sarcástico | Baixa, crispada, hesitante | Queixosa, crítica | Melosa ou forte conforme o outro | **Bastante forte e adaptada à mensagem** |

(cont.)

| | Agressivo | Passivo | Passivo--agressivo | Manipulador | Seguro |
|---|---|---|---|---|---|
| Gestão de relaciona-mento | Humilhar | Humilhar-se | Evitar | Enganar | **Visa ganho de ambas as partes** |

Antes de ver o que você pode fazer, vejamos aonde você chegou por meio de um pequeno teste...

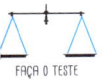

FAÇA O TESTE

## Você é seguro(a)?

Abaixo, você encontrará um pequeno teste que adaptamos, simplifican-do-o, do questionário de Rathus,[1] frequentemente usado em psicotera-pia, para avaliar o conceito de autoafirmação. Faça uma cruz na coluna que você acha que o caracteriza melhor:

| | | Verdade | Muitas vezes verdade | Muitas vezes falso | Falso |
|---|---|---|---|---|---|
| 1 | A maioria das pessoas parece ser mais agressiva e se afirmar melhor que eu. | | | | |
| 2 | Acontece comigo, por timidez, hesitar em marcar encontros. | | | | |
| *3 | Às vezes, procuro uma discussão boa e saudável. | | | | |
| 4 | Evito ferir os sentimentos dos outros, mesmo quando sinto que fui ofendido. | | | | |
| *5 | Quando, no cinema, no teatro ou em uma conferência, alguém fala alto, eu peço para se calar ou conversar em outro lugar. | | | | |

(cont.)

---

[1] A Escala de Assertividade Rathus (1973) é composta de trinta afirmações sobre a maneira de se comportar, cotadas de 1 (muito característico) a 6 (nada característico). A adaptação elaborada para este livro foi validada.

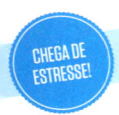

| | | Verdade | Muitas vezes verdade | Muitas vezes falso | Falso |
|---|---|---|---|---|---|
| 6 | Se um vendedor fez muito esforço para me apresentar um produto que não me convém, para mim, é difícil dizer "não". | | | | |
| 7 | Na verdade, as pessoas se aproveitam muito de mim. | | | | |
| *8 | Luto para ter êxito tanto quanto a maioria das pessoas na minha situação. | | | | |
| 9 | Chego a evitar fazer perguntas ou expor minha opinião por ter medo de parecer idiota. | | | | |
| 10 | Evito pechinchar. | | | | |
| *11 | Quando faço algo importante ou válido, procuro mostrar aos outros. | | | | |
| 12 | Para mim, é quase sempre difícil dizer não. | | | | |
| 13 | Sou mais inclinado a me conter do que a fazer uma cena. | | | | |
| *14 | Costumo reclamar quando a comida não me agrada ou quando o serviço do restaurante é ruim. | | | | |
| *15 | Expresso aberta e francamente os meus sentimentos. | | | | |
| | Total: | | | | |

Para cada resposta, contabilize da seguinte maneira:

**verdade = – 2; muitas vezes verdade = – 1; falso = + 2; muitas vezes falso = + 1.**

Invertendo o sinal da nota para os itens marcados com um asterisco (*) (assim, se você respondeu "falso" na afirmação 3, marcada com um asterisco, conte – 2 pontos), você obtém um total de pontos que vai de – 30 a + 30.

Abaixo de – 15: você não é seguro. Você tem, provavelmente, dificuldades para se comunicar e pode evitar as interações sociais; você tem medo do julgamento dos outros e pode se sentir inferior ou inadequado.

Acima de 15: você se autoafirma. Você não tem vergonha de demonstrar suas opiniões e as expressa claramente (cuidado, uma pontuação muito alta também pode mascarar um comportamento agressivo).

## Duas questões iniciais

A autoafirmação pode ser trabalhada e desenvolvida. Como ocorre em muitos casos, você pode aumentar consideravelmente o poder que tem sobre si ao interagir com os outros, se assim o quiser. Em geral, concebe-se que a postura inibida seja difícil. A postura agressiva (que, às vezes, pode ser simplesmente uma necessidade de compensar a inibição) pode sê-lo também ao introduzir permanentemente a competição nos casos em que a cooperação teria melhores resultados, criando um modo relacional feito de luta e de tensão com os outros. A flexibilidade comportamental na dependência das situações é importante para a autoafirmação.

Duas perguntas formam o alicerce desse trabalho sobre ser mais confiante, consigo mesmo e em cada interação:
• Que direitos reconheço para mim?
• Quais são as minhas necessidades?

A primeira pergunta remete a um exercício interior, no qual você se apresenta a si mesmo como um ser único, de valor incondicional, com direitos fundamentais. Isso pode desafiar aquela pequena voz interior tirânica (ver 5º dia sobre as crenças), a qual sussurra que você é, acima de tudo, uma pessoa que cumpre deveres, que é preciso colocar os outros antes de você, que você não merece isto ou aquilo, etc., e lhe opor o seu direito de existir, de se colocar em primeiro lugar, de dizer não, de cometer erros, de ter as suas opiniões, de mudar de ideia, de não se justificar, de ser diferente ou de se comportar de modo diferente, etc. Permanentemente!

A segunda remete a um exercício externo de comparação com o outro, que visa estabelecer uma relação com ganho de ambas as partes e que respeita as necessidades de cada um, a começar pela sua família, se for absolutamente preciso que haja uma ordem.

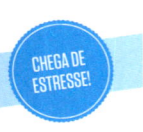
CHEGA DE
ESTRESSE!

O caminho para a maior autoafirmação é difícil, pois a mudança pode esbarrar em todos os tipos de obstáculos: imagem ruim de si, forte necessidade de aprovação, medo de desagradar, de ser rejeitado e de transgredir certos valores constitutivos de si, como o altruísmo e a generosidade.

## As etapas rumo à autoafirmação

Se você deseja ter uma postura mais segura quando se deparar com uma dessas situações citadas, apresentamos aqui um caminho possível. No 10º dia, vimos que os processos de mudança podem ser utilmente divididos em etapas, cada uma com suas necessidades e ferramentas peculiares. A primeira chave da mudança é saber em que etapa nos encontramos, a fim de avançar para a seguinte. De acordo com este modelo, passamos por etapas de:

- pré-contemplação;
- contemplação;
- preparação;
- ação;
- manutenção do esforço (com risco de recaída);
- fim do processo (com aquisição definitiva do novo comportamento).

### A pré-contemplação

Você não vê problemas em sua forma de se relacionar. Você corta logo toda discussão ou introspecção sobre isso.

Você não se acha agressivo nem passivo, apenas normal. Você nega, minimiza, racionaliza todo problema ("minha amiga me pede muitas coisas, mas, de qualquer maneira, não tenho nada melhor para fazer e é preciso ajudar os outros") com você ou com os outros. Pressões ao seu redor, eventos importantes da vida (um aniversário, um acidente, um nascimento) poderão facilitar uma tomada de consciência gradual e incitá-lo a passar para a fase de contemplação.

### A contemplação

É a fase da tomada de consciência. Você ainda não está pronto para agir, mas percebe que tem um tema para reflexão ("ela é muito boazinha, mas, às vezes, abusa, e eu não digo nada"). Nesta fase, procure se informar, compre um livro, faça perguntas, colha *feedbacks*, observe-se em ação. Faça o quadro das vantagens e dos inconvenientes da sua postura. Comece a formular os primeiros objetivos para superar a sua ambivalência diante da ação.

## A preparação

Agora, você está decidido a mudar. Você faz disso uma prioridade e está preparando a fase de ação. Estabeleça solenemente uma data para a "virada", torne pública a sua decisão de mudar ("decidi não deixar mais que pisem em mim, e isso vai começar segunda-feira"), prepare o seu plano de ação (ver menos as pessoas que se aproveitam de mim, marcar uma atividade na terça-feira à noite para não sacrificar essas horas pela minha amiga ou pelo meu chefe, ficar em forma para melhorar a imagem que tenho de mim, aprender técnicas de autoafirmação, etc).

## A ação

Uma maior autoconfiança vem de um conjunto de elementos, que envolvem a cabeça, o corpo e o coração, e de técnicas cognitivas, comportamentais e emocionais.

No nível cognitivo:
* trabalhe para se libertar de crenças inibidoras a seu respeito (ver 5º dia) opondo sempre a elas o mantra: "tenho direitos, necessidades e valor";
* tenha consciência das suas forças (aceite as suas fraquezas) e da pessoa única que é, sem se desvalorizar ou idealizar o outro.

No nível comportamental:
* adote uma linguagem corporal adaptada: atitude segura, descontraída, sem ser parasita; mantenha-se ereto, com a cabeça erguida e um aperto de mão firme (e não brusco); olhe o interlocutor nos olhos; adote uma voz bastante forte, clara e adaptada à mensagem verbal; sorria;
* expresse a sua necessidade de maneira clara e direta e pense nas consequências positivas de uma aceitação;
* escute o ponto de vista do outro com benevolência e abertura: proponha alternativas e acordos de conciliação;
* diga "eu" e evite os julgamentos (prefira "estou irritado diante da sua incompreensão", em vez de "temos razão de achar que você é egoísta");
* adote certo número de técnicas de autoafirmação: comece dizendo apenas "não" e não se justifique logo depois (para não correr o risco de ser "contestado"), seja conciso, use a técnica do disco arranhado,

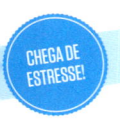

em que você repete calmamente, ao outro, a sua recusa com ou sem reformulação;

- dê-se o direito de não responder de imediato se você não estiver a fim de algo ("interessante... eu preciso pensar", "não posso responder agora") ou adie a discussão para mais tarde enquanto espera que o outro se acalme;
- peça ao outro que seja preciso e claro quando for lhe apontar algo sobre você ("no meu comportamento, o que especificamente o incomodou?");
- aceite a crítica, se ela tiver fundamento;
- da mesma forma, se for fazer uma crítica, parta dos fatos e critique o comportamento em questão, mas não a pessoa;
- de maneira geral, procure a companhia de pessoas benéficas e fuja das que usam você.

No nível emocional:
- tome consciência daquilo que sente: isso lhe dará informações preciosas sobre as suas necessidades (você se sente culpado? frustrado? nervoso?) e sobre o que você deseja fazer com relação ao pedido do outro;
- assuma e exprima essas emoções. Diga à sua amiga: "Estou ofendido porque você está insistindo, quando eu já disse não"; você afirmou uma coisa que não dá margem para discussão – seus sentimentos –, que o outro deve levar em consideração, sem correr o risco de parecer insensato.

### A manutenção do esforço

É uma fase difícil na qual é preciso consolidar o que foi ganho e evitar as recaídas, que constituem uma etapa muitas vezes inevitável do processo de mudança. É tentador achar que chegamos ao final e baixar a guarda; porém, é necessário manter os novos comportamentos durante um período significativo (pelo menos vários meses) a fim de que eles se transformem em rituais, que não exijam muita energia para serem mantidos. Lembre-se de que graças a essa nova postura, você obteve vantagens; conviva com pessoas que estejam a fim de ajudar você (evite as pessoas tóxicas), e continue buscando atividades que o estimulem (atividade física, outros lazeres, etc.).

### O final do processo

Você adquiriu mais segurança e estabeleceu reflexos e rituais para manter essa postura com uma vigilância mínima. É possível que, em um período de grande estresse, você tenha recaídas, mas poderá se reequilibrar mais depressa se tiver uma postura mais afirmada.

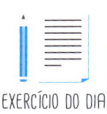

EXERCÍCIO DO DIA

## PROVAÇÕES E PROVAS DE AFIRMAÇÃO

O trabalho de autoafirmação, feito de forma gradual, é a estratégia correta: você estabelece para si uma dinâmica de mudança a partir de pequenos objetivos, os quais lhe darão confiança para a realização de outros cada vez mais ambiciosos.

Pequeno exercício: imagine uma lista de cinco situações de dificuldade crescente para você, nas quais deve se afirmar, e preencha o quadro de quatro colunas a seguir. Por exemplo, indicamos nossas cinco "provas":

| Situação | Nível de dificuldade (acima de 10) | Preparação exigida | Resultados/ ajustes |
| --- | --- | --- | --- |
| Entrar em uma loja de calçados, experimentar dois pares e sair sem comprar nada | 2/10 | Localizar uma loja. Escolher o dia e a hora. | |
| Fazer a primeira pergunta ou tomar a palavra em uma conferência | 3/10 | Informar-me sobre a conferência. Refletir antes sobre uma pergunta. Ouvir a conferência imaginando uma pergunta. | |
| Ao fazer uma nova compra, negociar o preço do produto | 5/10 | Dizer a mim mesmo que não tenho nada a perder, que não tem consequência. Estabelecer um preço. Preparar os argumentos. | |
| Fazer um ajuste de contas com uma amiga que só me chama quando convém a ela | 7/10 | Convencer-me de que a autenticidade é importante em uma amizade. Preparar meus argumentos partindo dos fatos e solicitar comportamentos precisos. Escolher o momento certo. | |

(cont.)

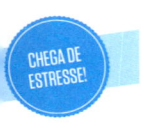

| Situação | Nível de dificuldade (acima de 10) | Preparação exigida | Resultados/ ajustes |
|---|---|---|---|
| Explicar a um colega de trabalho que a sua contribuição para um projeto comum é insuficiente | 8/10 | Convencer-me de que é importante para a qualidade da nossa relação e da nossa colaboração e que eu tenho direito. Retraçar o histórico do projeto das respectivas contribuições factuais. Preparar-me para o diálogo. | |

Mark Twain nos lembra de que "não nos livramos de um hábito atirando-o pela janela, há que fazê-lo descer a escada degrau por degrau". Abandonar uma postura mais inibida ou agressiva em busca de autoafirmação é um processo de várias etapas, que passa por medos, resistências, hesitações e recaídas. E, mesmo assim, é avançando que se constrói o caminho, e as primeiras tentativas, por mais inábeis que sejam, criam uma dinâmica para perseverar e ter êxito.

Algumas vezes, é apropriado ser agressivo ou passivo. A autoafirmação invoca uma flexibilidade de comportamentos que dependem das situações. Assim, você pode adotar uma postura diferente, mas por escolha e não por compulsão, porque você não pode fazer outra coisa.

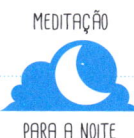

MEDITAÇÃO

PARA A NOITE

- ✔ A autoafirmação pode ser definida como a capacidade de exprimir as nossas necessidades, as nossas opiniões, sem ansiedade exagerada nem agressividade.
- ✔ Estar seguro é se posicionar como um ser único, com direitos fundamentais, e estabelecer com o outro uma relação com vantagens para ambas as partes.
- ✔ A autoafirmação repousa em um conjunto de posturas e de técnicas que engajam a mente (dimensão psicológica), o corpo (dimensão comportamental) e o coração (dimensão emocional).
- ✔ Libertar-se de crenças inibidoras em relação a si, adotar uma linguagem corporal e técnicas de afirmação adaptadas, assumir e exprimir suas emoções estão no centro deste processo.
- ✔ Abandonar uma postura mais inibida ou agressiva em busca de uma autoafirmação é um processo de várias etapas que passa por medos, resistências e recaídas, mas constitui, no fim, um elemento central em um programa de redução do estresse.

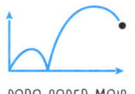

PARA SABER MAIS

→ HADFIELD, S. & HASSON, G. *Développez votre assertivité*. Paris: Leduc.s Éditions, 2012.

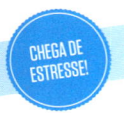 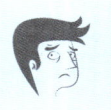 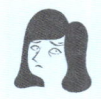  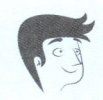 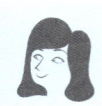

> Estou sempre correndo... Pierre não combina mais de se encontrar comigo, diz que eu sempre me atraso, mas eu tento não fazê-lo. Tenho a impressão de estar correndo de um compromisso a outro sem ter tempo para mim. Tentei até dormir menos para ter mais tempo... Resultado: estou sempre sobrecarregada, e mais cansada ainda. Prévert já dizia: 'O tempo faz a vida dura para aqueles que querem matá-lo'... Para mim, é o tempo que me mata.

# 12º DIA

## Administrando o meu tempo

### So-bre-car-re-ga-do!

Você tem a impressão de nunca ter tempo suficiente para si, para os outros, para fazer o que lhe importa, para viver plenamente? Muitas vezes, você tem a sensação de estar sendo engolido pelos acontecimentos ou de não poder controlá-los? Você está sempre correndo ou continuamente sob pressão? Dizem que você está quase sempre atrasado para os compromissos? Muitas vezes você deixa de dizer "não", não delega ou delega pouco, é campeão na arte de "deixar para amanhã o que pode fazer hoje", ou é perfeccionista? Você tem dificuldades para organizar o seu tempo, para planejar as coisas e focar nisso? Se respondeu "sim" a essas questões, certamente o tempo o estressa!

O tempo é, por definição, imutável, e a sua gestão correta é um aspecto muitas vezes indissociável do sucesso profissional e do desenvolvimento pessoal integral. Ele também pode se tornar uma evidente fonte de estresse para cada um de nós. Quando mal disciplinado, pode levar a esgotar os nossos recursos, a cometer erros, a estarmos cronicamente insatisfeitos na vida. O estresse que daí decorre pode virar cansaço físico em razão das frequentes descargas de adrenalina, das frustrações ou dos erros ligados ao trabalho feito com urgência, da perda de confiança nas capacidades pessoais, da desmotivação ou da culpabilidade, alimentadas por pensamentos derrotistas, como "eu nunca vou ter tempo", "estou sobrecarregado", "não aguento mais", "estou desanimado", "sou realmente preguiçoso ou ineficiente".

Saber administrar o tempo consiste em planificar e prever o tempo gasto em diferentes atividades de maneira eficaz e produtiva, havendo respeito

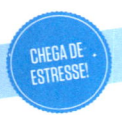

e equilíbrio entre os investimentos pessoal e profissional. O processo para conseguir chegar a essa boa gestão do tempo pode passar pelas quatro etapas a seguir:

- Etapa 1: tomar consciência do problema e esclarecer o que é importante para você.

- Etapa 2: formular os objetivos específicos;

- Etapa 3: entrar em ação.

- Etapa 4: perseverar e superar os obstáculos.

### Etapa 1: tomar consciência e esclarecer o que é importante

Como você pôde ver em outros dias deste programa, a primeira fase de uma mudança significa ter consciência sobre quais práticas devem ser mudadas. A primeira pergunta a fazer a si mesmo para gerir melhor o tempo é: como passo o meu tempo? E a segunda pergunta, não menos fundamental: o que é mais importante na minha vida? Em tudo o que faço, quais são as minhas prioridades: dinheiro, carreira, saúde, família, qualidade de vida? A minha busca espiritual? Os meus amigos? Quando perguntaram ao Dalai Lama o que mais o surpreendia na humanidade, ele respondeu o seguinte: "Os homens, que perdem a saúde para ganhar dinheiro, e depois gastam esse dinheiro para recuperar a saúde [...]. Vivem como se nunca fossem morrer e morrem como se nunca tivessem vivido".

O que está de acordo com os seus valores profundos? É respondendo a essa pergunta que você encontrará a motivação e a energia para orientar o uso do seu tempo da maneira mais adequada, sem remorso nem arrependimento.

Nessa primeira fase, efetuar um levantamento das suas atividades durante uma semana será um exercício útil. Ele pode ter a forma, para cada dia, de um quadro de quatro colunas com o horário da tarefa, a natureza da atividade, e uma avaliação de 0 a 3 de acordo com a importância que você lhe atribui (0: inútil, 1: prioridade baixa/pouco importante, 2: prioridade média, 3: prioridade alta/muito importante), como indicado abaixo:

### 1º dia: segunda-feira

| Hora | Atividade | Avaliação (0 a 3) | Comentários |
|---|---|---|---|
| 7h - 8h | Levantar e me preparar para ir trabalhar | 1 | |
| 8h - 9h | Trajeto para o escritório | 1 | Passo tempo demais nos transportes. |
| 9h - 10h | Leitura do jornal, dos e-mails, café com colega e telefonar para um amigo | 0-1 | Início ruim dos trabalhos. Bastaria meia hora; spams demais na minha caixa de e-mails. |
| 10h - 12h | Reunião de equipe | 0-1 | 1 hora bastaria, agenda imprecisa, reunião mal preparada. |
| 12h - 13h | Trabalho no dossiê XXX | 1-2 | Dossiê importante, mas eu peno um pouco nele. |
| 13h - 14h | Almoço | 2 | Bom almoço e discussão agradável com um bom amigo. |
| 14h - 15h | Navegação na internet, interrupções por colegas | 0 | Perda de tempo; postergo o trabalho no dossiê XXX. |
| 15h - 17h30 | Visita comercial a um cliente | 3 | Boas perspectivas; fui bem. |
| 17h30 - 18h30 | Trajeto de volta para a casa | 1 | |
| 19h - 19h30 | Leitura do jornal, relaxamento | 1 | Não fiz muita coisa. |
| 19h - 19h30 | Jantar | 1 | Rápido. Como de costume, como depressa demais. |
| 19h30 - 20h15 | Jogo com os filhos Hora de os filhos dormirem | 3 | Jogo terminado por causa do programa de TV. Eu deveria passar mais tempo com os meus filhos. |

(cont.)

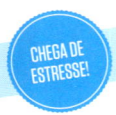

| Hora | Atividade | Avaliação (0 a 3) | Comentários |
|------|-----------|-------------------|-------------|
| 20h15 - 23h | Televisão | 0-1 | Como muitas vezes, fico diante da TV sem motivação. |
| 23h - 23h30 | Conversa com meu cônjuge | 3 | Breve diálogo. Estávamos cansados. |
| 23h30 - 23h45 | Leitura | 2 | Não gasto muito tempo com leitura, mas eu gosto de ler. |
| 23h45 | Deitar | 2 | |

Essa análise, feita para uma semana, permitirá ver como você passa o seu tempo, que avaliação você faz dessas atividades em relação aos seus valores e, enfim, se passa tempo suficiente nas atividades que são de grande valor/importância (atividades com avaliação 2 ou 3) e, como consequência, pouco tempo naquelas de pequeno interesse ou valor (0 ou 1). Além disso, também possibilitará que você prepare a segunda fase de formulação dos objetivos.

## Etapa 2: formular os objetivos específicos

A segunda fase consiste em formular objetivos reais e específicos, levando em conta imposições profissionais e familiares inevitáveis que você tem, e hierarquizá-los. Quais objetivos você se estabelece em curto, médio e longo prazo quanto ao que realmente importa para você? Um bom objetivo deve ser "SMART", em que S representa *Específico* (em francês, *Spécifique*), – por exemplo, passar menos tempo diante da televisão (melhor do que "mudar minha vida", porque é vago demais), como sugeriu minha avaliação na primeira fase; M para *Mensurável* – por exemplo, reduzir em 30% o tempo que você passa por semana diante da TV (em vez de "menos TV", que não é quantificado); A para *Aceitável* (para você e seus parentes); R para *Realista* (que mudanças isso implicaria na sua vida? É realizável ou é preciso limitar suas ambições?); e T para *Tempo*. O caminho deve ser gradual, assim você se concede três meses para chegar a esse objetivo, reduzindo em 10% a cada mês o seu tempo de televisão.

### Etapa 3: entrar em ação

Entrar em ação introduz um conjunto de processos e técnicas para planificar melhor o tempo, organizar-se de maneira eficaz e produtiva, eliminar certas coisas, delegar e se proteger de elementos parasitas.

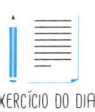

EXERCÍCIO DO DIA

## A MATRIZ DE EISENHOWER

Uma ferramenta muito útil para hierarquizar as tarefas e entrar em ação é a matriz de Eisenhower, atribuída ao ex-presidente dos Estados Unidos, que dizia: "O que é importante raramente é urgente, e o que é urgente raramente é importante". A matriz cruza essas duas dimensões em um quadro de quatro casas, como vemos indicado a seguir:

|  | Urgente | Não urgente |
|---|---|---|
| **Importante** | **U/I**<br>NECESSIDADES<br>Ex.:<br>Problema de saúde<br>Prazo para projeto importante | **NU/I**<br>DESENVOLVIMENTO PESSOAL<br>Ex.:<br>Prática física ou espiritual<br>Vida de casado |
| **Não importante** | **U/NI**<br>DISTRAÇÕES<br>Ex.:<br>Chamadas telefônicas urgentes<br>Resposta a e-mails | **NU/NI**<br>PERDAS DE TEMPO<br>Ex.:<br>Trabalho com pouco valor agregado<br>Chamadas telefônicas<br>Série de TV sem interesse |

Indicamos exemplos de tarefas para cada quadrante. Desenhe a sua própria matriz, colocando em cada quadrante três ou quatro tarefas, conforme a sua avaliação.

Com muita frequência, tendemos a ser atropelados pelo que é urgente (U) e a priorizar as tarefas que estão nos quadrantes 1 e 3 à esquerda, que são impostas a nós; depois vem o quadrante 4, pois essas tarefas parecem fáceis. Muitas vezes, negligenciamos o quadrante 2 (NU/I) por falta de tempo até que uma das tarefas se torne urgente (surgimento de um problema conjugal, crise de vida, problema de saúde, insatisfação crescente, etc.).

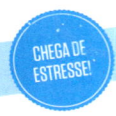

Os princípios de uma boa administração do tempo passam pela realização imediata das tarefas importantes/urgentes (quadrante 1), o abandono ou a minimização das tarefas não importantes/não urgentes (quadrante 4), a máxima delegação ou a gestão rigorosa (não mais tempo que o necessário) das tarefas urgentes/não importantes (quadrante 3) e a fixação de objetivos enquanto dura a realização das tarefas importantes/não urgentes (quadrante 2).

A declinação do seu plano de ação passa por certo número de boas práticas de gestão do tempo em torno da planificação, da gestão e da delegação das suas atividades e, principalmente:

### Planifique os seus projetos e as ações que conduzir

Quando você for realizar um projeto, identifique as diferentes etapas e estabeleça um prazo para cada uma delas a fim de avaliar o tempo necessário para a sua realização e a data de início. No seu gerenciamento de tempo, reagrupe as tarefas similares a fim de evitar a dispersão e limitar a perda em seus deslocamentos, diminuindo também o tempo vago entre uma atividade e outra.

A sua agenda deve funcionar como uma verdadeira ferramenta de trabalho para otimizar o seu tempo. Ela permite tornar claro o que você deve realizar e liberar espaço mental para trabalhar com eficácia. Na agenda diária, aparecem as ações a serem executadas com hora de início e de fim. Assim, você pode visualizar a distribuição de cada tarefa. Idealmente, a agenda diária deve ser preenchida na véspera, a fim de preparar o dia seguinte. Faça uso das ferramentas eletrônicas que existem no mercado para ajudá-lo em sua planificação.

### Visualize o seu dia ao dar início às atividades

Visualizar o dia não dará a sensação de se submeter aos eventos, uma vez que eles estão inscritos no seu programa. No fim da manhã e no final do dia, avalie o que foi feito e o que está por fazer.

### Faça *check-lists*

Para o seu trabalho ou para as suas compras, os *check-lists* permitem deixar claro o que você tem de fazer e, por estar anotado, você liberará espaço mental (não terá de memorizar). Risque a tarefa quando a tiver efetuado – assim, você será encorajado pelos progressos e isso criará uma dinâmica para a tarefa seguinte.

### Respeite os seus compromissos

As tarefas prioritárias devem ser necessariamente efetuadas e as secundárias, eventualmente postergadas. À noite, no final da sua jornada, você terá, então, um sentimento de dever cumprido e de bem-estar, e não um sentimento de culpa por não ter finalizado o seu trabalho.

### Antecipe os imprevistos... mas não demasiadamente

É importante antecipar os imprevistos para controlar o seu tempo e poder agir com uma margem razoável de variação. Lembre-se da terrível lei de Murphy, que diz que, se alguma coisa puder dar errado, inevitavelmente vai dar errado. Inversamente, não atribua tempo demais para concluir uma tarefa. Não se esqueça também da lei de (Cyril) Parkinson, que diz que o trabalho aumenta até tomar todo o tempo disponível. Um memorando que levaria meia hora para ser escrito, pode tomar 4 horas do seu tempo se você as tiver...

### Aprenda a administrar a informação da melhor maneira

Tente ler apenas uma vez os documentos em papel, depois os classifique; estabeleça horários para responder aos e-mails; procure encaminhar para os colegas os e-mails que não lhe dizem respeito; tente filtrar as suas chamadas telefônicas.

### Aprenda a dizer não

No 11º dia, você foi treinado para dizer não. Saber recusar um projeto ou um pedido ao qual não tem tempo de corresponder é importante para não se deixar levar pela vontade do outro.

### Modifique o seu discurso no tempo: TIC – TOC!

Você pode tentar identificar os pensamentos que lhe vêm à mente em relação ao tempo: eles são inibidores? "Eu nunca vou ter tempo para fazer tudo", "não estou à altura". Ou, ao contrário, são incentivadores? "Vou precisar me organizar de maneira eficaz para conseguir respeitar os prazos", "vou fazer tudo o que puder no tempo determinado". Se forem negativos, combata-os mentalmente, apontando os seus sucessos passados na gestão do seu tempo. Trata-se do método "TIC – TOC": troque seus pensamentos derrotistas (*Tasks Inhibiting Cognitions* ou TIC) por pensamentos positivos (*Tasks Oriented Cognitions* ou TOC). TIC – TOC!

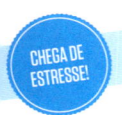

### Administre a sua vigilância

Visando ajudá-lo a otimizar a sua energia, você pode detectar os seus momentos de cansaço e de eficácia (0 a 10) durante um dia a fim de identificar quando você é mais eficiente para realizar as ações que lhe demandam mais atenção.

### Aprenda a se recuperar

Repousar 15 minutos o ajuda a recuperar um ciclo de sono e pode ser útil durante os períodos de sobrecarga. Relaxar por um momento revigora e permite continuar em atividade. Porém, não sacrifique o seu sono para uma gestão deficiente do tempo, você sofrerá os efeitos negativos como fadiga, perda de concentração e de desempenho.

### Identifique as pessoas ou as atividades demoradas

Algumas vezes, é preciso saber interromper uma conversa (seja em uma reunião, seja em uma ligação telefônica), estabelecer limites de tempo em alguns diálogos, não atender ao telefone, delegar a participação em certas reuniões, etc.

### Delegue e saiba pedir ajuda

Delegar alivia um planejamento sobrecarregado e/ou distribui tarefas de maior importância ou valor para você. Delegue no trabalho e em casa: os seus colegas, os seus filhos, o seu cônjuge podem ajudá-lo. Faça isso imediatamente a fim de dar o tempo necessário para a realização de um projeto e defina claramente o seu objetivo: a finalidade, os resultados esperados e o prazo. Por fim, agradeça o outro pela ajuda.

### Encontre um equilíbrio entre a sua vida profissional e a sua vida pessoal

Esse equilíbrio tem a ver com os investimentos profissional e pessoal: lazeres, amizades, relações afetivas, estilo de vida (sono, alimentação, esporte). O estresse se instala quando se observa um descompasso importante entre o investimento profissional e o investimento pessoal.

### Empregue o tempo

Tenha tempo para refletir, para se distanciar de um problema, para pensar os seus métodos de trabalho e de organização. Nem sempre a lógica do curto prazo é o funcionamento ideal. Dedicar um momento para a reflexão e a organização não é perda de tempo.

Isso lhe permitirá identificar também as disfunções ou os ajustes necessários na gestão do seu cotidiano com estratégias eficazes, como delegar tarefas, agrupar em uma pasta apropriada os e-mails que chegam e estabelecer um horário para tratar deles, desligar o telefone em certas ocasiões, tornar-se indisponível, etc.

### Etapa 4: perseverar e superar os obstáculos

Persistir na mudança exige que as novas técnicas sejam aplicadas durante um espaço de tempo suficiente para que sejam integradas no seu dia a dia. Portanto, é importante perseverar e avaliar, de tempos em tempos, o trabalho efetuado para fazer ajustes, se forem necessários. Use o tempo para ver como essas novas práticas melhoram a qualidade da sua vida, pois isso reforça a sua motivação para dar continuidade a elas.

# Atenção aos 2 P!

Na nossa gestão do tempo, há dois obstáculos muito imponentes: a tentação da procrastinação e a preocupação com o perfeccionismo.

A procrastinação, por falta de motivação, pelo medo do fracasso, pelo perfeccionismo, pela organização deficiente, nos faz deixar para o dia seguinte aquilo que poderíamos fazer no mesmo dia. Ela age como um poderoso inibidor da nossa ação e pode aumentar significativamente o nosso nível de estresse à medida que as tarefas a cumprir se acumulam. Para combatê-la:

- comece com pouco e crie uma dinâmica que se ampliará;
- para aumentar a sua motivação, pare por 5 minutos para começar uma tarefa que o apavora, depois, no final de 5 minutos, se você sentir coragem, continue por mais 5 minutos, e assim sucessivamente;
- faça primeiro as tarefas desagradáveis antes daquelas de que você gosta;
- antecipe mentalmente as vantagens em fazer e os inconvenientes em procrastinar ("ficarei orgulhosa de mim", "depois, vou poder me descontrair", "se eu fechar este dossiê, meu chefe vai me felicitar");
- recompense a si mesmo por essas tarefas desagradáveis que você conseguiu cumprir.

O perfeccionismo também pode ser um grande obstáculo para uma gestão eficaz do nosso tempo. Ele se traduz por pensamentos do tipo: "Se eu

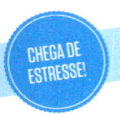

não fizer isso perfeitamente, é melhor nem fazer nada", "Se não estiver perfeito, não vale a pena", e provoca a procrastinação, as exigências irracionais de si mesmo e do seu trabalho, conduzindo à anulação ou ao fracasso. Uma lei importante na gestão do tempo é a chamada 80/20, de Vilfredo Pareto, economista italiano, segundo o qual 20% do tempo permite fazer 80% de uma tarefa, enquanto os 80% restantes só produzem 20% dessa. Essa lei, de múltiplas aplicações, milita em prol de uma primeira abordagem rápida (20%) que, entretanto, permite realizar a maioria dos seus objetivos (80%), o que é quase sempre suficiente e representa um considerável ganho de tempo.

Vamos, não há tempo a perder!

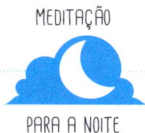

MEDITAÇÃO

PARA A NOITE

- ✔ Uma boa gestão do tempo é, muitas vezes, indissociável do sucesso profissional e do pleno desenvolvimento pessoal.
- ✔ Tal gestão pode passar por um processo de quatro etapas: tomar consciência e classificar o que é importante, formular objetivos específicos, entrar em ação, e perseverar e superar os obstáculos.
- ✔ Tendemos a nos deixar atropelar pelo urgente, negligenciando, às vezes, o que é realmente importante.
- ✔ Uma boa gestão do tempo visa introduzir técnicas para planificar melhor a nossa atividade, nos organizar de maneira eficaz, delegar mais e nos proteger.
- ✔ A procrastinação e o perfeccionismo são temíveis obstáculos na gestão do tempo.

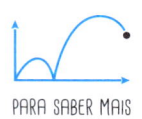

PARA SABER MAIS

→ ALLEN, D. *S'organiser pour réussir: Getting Things Done*. Paris: Leduc.s Éditions, 2008.

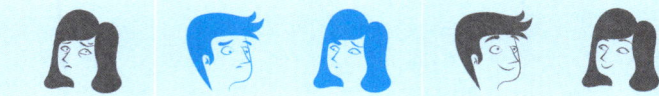

> Aparentemente Sandrine está administrando melhor o seu tempo. Ela me falou ontem sobre aprender a meditar... disse que precisamos ter tempo para desacelerar, temos de parar de fazer quinze coisas ao mesmo tempo e não aproveitar nenhuma. Aprender a viver plenamente e sem estresse cada momento da nossa vida cotidiana... Eu perguntei a ela quanto tempo continuaria com esse seu lance budista. Ela me respondeu com palavras de São Francisco de Sales: 'Meia hora de meditação é essencial, exceto quando estamos muito ocupados. Então, é necessária uma hora'. Ri muito e disse que iria refletir.

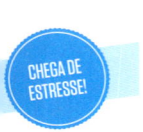

# 13º DIA

# Meditando com atenção plena

O termo "meditação" está mais para um modo de ser do que para uma prática mental ou espiritual. Muitas ideias não estão claras em torno dessa prática, como: meditar é não fazer nada ou, então, é refletir, é escapar da realidade, é uma prática budista, é esvaziar a mente... entre tantas outras.

Provavelmente, você já ouviu falar em meditação. Nós vamos dedicar este capítulo à meditação da atenção plena – *mindfulness*, em inglês –, que significa direcionar a atenção deliberadamente, no momento desejado e sem julgamento; é uma forma de conexão com o momento presente. Esta é a definição de Jon Kabat-Zinn, professor emérito de medicina, que fundou e dirigiu a Clínica de Redução do Estresse, a partir de 1979, e o Centro de Atenção Plena em Medicina da Universidade do Massachusetts. Ele ensina a meditação da atenção plena como uma técnica destinada a ajudar as pessoas a superar o estresse, a ansiedade e as dores.

## *Ser*, em vez de *fazer*

O princípio básico da meditação é desenvolver a atenção e a concentração. Esses dois fatores são importantes, uma vez que a nossa mente, que parece um macaquinho, pula de pensamento em pensamento, sem parar, gerando um transbordamento e uma saturação que causam estresse em nosso cotidiano. Desenvolver a nossa atenção e a nossa concentração por meio da meditação da atenção plena permite canalizar esse fluxo incessante e criar um espaço entre nós e nossos pensamentos. Nesse espaço, conseguimos nos reconectar ao nosso corpo, às nossas mais fundamentais necessidades.

Libertando-nos daquela tagarelice ininterrupta, temos mais tempo para nós e para os outros; aumentamos a tolerância, a compaixão e a benevolência, e, acima de tudo, compreendemos melhor as nossas tensões internas, as nossas emoções e as nossas contradições. Agora, com mais de trinta anos de observação sobre os benefícios de uma prática regular de meditação, os resultados são formais: a meditação aumenta a nossa atenção e a nossa concentração; reduz de 30% a 40% o estresse e a raiva, as taxas de colesterol no sangue e a pressão arterial; melhora o humor; fortalece o sistema imunológico (aumentando os anticorpos de 20% a 30%) e aumenta as células-tronco.

Ao meditar, o objetivo não é analisar, mas simplesmente deixar que os pensamentos venham e vão, e dissolvê-los no campo da atenção plena, como se fossem nuvens no céu que se formam e se desfazem. Em outros termos, estar consciente daquilo que somos e daquilo que é. Os programas de meditação da atenção plena não estão relacionados ao budismo ou a alguma ideologia: trata-se de um modo de vida, de um procedimento prático para desenvolver o próprio potencial. Ao criar o seu programa "MBSR" (*Mindfulness Based Stress Reduction*), Jon Kabat-Zinn procurou fazer da meditação uma prática laica e acessível a todos, fundamentada em evidências médicas. E, para tanto, nenhuma necessidade de mudar a sua vida! O interessante da atenção plena é o fato de ser uma técnica meditativa acessível aos iniciantes. As vantagens são numerosas, especialmente a de não exigir lugar ou momento específico. É possível exercitá-la em qualquer lugar e a qualquer hora. Basta abrir ao máximo o seu campo de atenção sobre as suas experiências atuais, isto é, sobre tudo o que se apresenta à sua mente, minuto após minuto: a sua respiração, as suas sensações corporais, os seus pensamentos que aparecem. É simples e, ao mesmo tempo, complicado, porque é preciso "ser" e não mais "fazer". Nós passamos a vida fazendo coisas e acreditando que somos aquilo que fazemos...

Meditar é ser, e mesmo que pareça difícil tomar consciência disso, efeitos benéficos aparecem com o tempo, com a paciência e a perseverança. Como? Permanecendo alerta e em silêncio, examinando as sensações agradáveis, neutras ou desagradáveis, sem julgar, sem procurar reter a sensação agradável ou rechaçar a sensação desagradável. Isso não nos impede de pensar, mas nos permite desconectarmos do nosso piloto automático; meditar possibilita que os pensamentos permaneçam apenas como simples pensamentos.

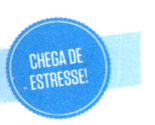

Ao fazermos isso, nós nos damos conta de nossas sensações. Ao contrário do relaxamento, muito apoiado no aspecto fisiológico, a meditação é mais centrada no aspecto psicológico e no estar presente. As sessões regulares de meditação oferecem uma visão de distância existencial: aceitamos o que vem; depois, decidimos e agimos.

Como veremos no próximo capítulo, que tratará da neuroplasticidade do cérebro, em 2008 foi publicada uma revista de literatura científica a respeito da meditação da atenção plena. Os autores concluíram que essa técnica (geralmente testada depois de períodos de oito semanas de prática) reduzia eficazmente o estresse e a ansiedade. Isso ocorreria tanto com as pessoas com boa saúde quanto com as portadoras de doenças crônicas.

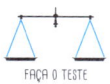

## A SUA PREDISPOSIÇÃO PARA A ATENÇÃO PLENA

Para cada pergunta, você pode responder:

*quase sempre = 1 ponto; com muita frequência = 2 pontos;*
*com alguma frequência = 3 pontos; bem pouco = 4 pontos;*
*raramente = 5 pontos; quase nunca = 6 pontos.*

1. Eu posso vivenciar uma emoção e só me dar conta disso algum tempo depois.
2. Eu derrubo ou quebro objetos por negligência e/ou por falta de atenção, ou porque estou com a mente em outro lugar.
3. Acho difícil permanecer concentrado naquilo que se passa no momento presente.
4. Tenho tendência a caminhar rapidamente para chegar a um lugar, sem prestar atenção ao que se passa ou ao que eu sinto pelo caminho.
5. Noto pouco os sinais de tensão física ou de desconforto até o momento em que eles se tornam gritantes.
6. Esqueço quase sempre o nome das pessoas na primeira vez que o mencionam para mim.
7. Funciono sempre no modo automático, sem ter realmente consciência do que estou fazendo.

8. Executo a maioria das minhas atividades sem realmente prestar atenção a elas.
9. Estou de tal modo focado em meus objetivos que perco o contato com o que estou fazendo no momento presente para conseguir atingi-los.
10. Faço o meu trabalho automaticamente, sem ter profunda consciência dele.
11. Costumo escutar as pessoas parcialmente, pois estava fazendo outra coisa ao mesmo tempo.
12. Às vezes, estou em certos lugares e, de repente, fico surpreso e sem saber por que fui até lá.
13. Fico preocupado com o futuro e com o passado.
14. Às vezes, me vejo fazendo coisas sem estar totalmente presente no que faço.
15. Às vezes, eu como de forma automática, sem saber o que estou comendo.

Some os seus pontos e divida o resultado por 9. Se você obter mais de 10 pontos, então está predisposto à atenção plena. Quanto maior for a sua pontuação, mais focado estará. Já se a sua pontuação for baixa, será mais um motivo para começar a agir!

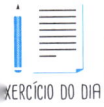

13º DIA

## Como meditar?

EXERCÍCIO DO DIA

Alguns princípios básicos para começar a meditar:
- encontre o espaço certo: um lugar onde você não seja interrompido é essencial. O seu quarto, um jardim, um parque ou a sala de visitas podem funcionar. Em um primeiro momento, faça sempre no mesmo local, a fim de facilitar a sua concentração;
- vista uma roupa confortável: roupas amplas que não prendem a circulação do sangue. Tenha por perto um suéter ou uma coberta, pois é possível que a temperatura do corpo abaixe;
- acomode-se: em uma cadeira, de joelhos (com ou sem banco), em posição de lótus, em uma almofada para meditação, ou mesmo deitado... pouco importa; você deve se "instalar" a fim de permanecer à vontade durante 5, 10, 15 minutos em um primeiro momento. As suas costas

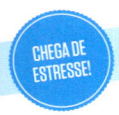

devem ficar eretas, sem rigidez. Adote uma postura "digna": erga os ombros o mais alto possível, depois, deixe-os cair naturalmente. É essa a sua postura! Imagine que o seu corpo é uma montanha cuja base se finca no chão e cujo pico chega ao céu!

- feche os olhos: isso vai impedi-lo de se distrair, mas tome cuidado para não adormecer! Você também pode manter os olhos abertos. Ou, então, opte pelo meio-termo: olhos semicerrados, voltados para um ponto que esteja 1,5 m à sua frente;
- pouse as mãos nos joelhos ou nas coxas. Você pode também voltar as palmas para o céu; apenas a sua experiência poderá dizer o que melhor lhe convém!
- foque na sua respiração: concentre-se no ar que entra e sai dos seus pulmões;
- tome consciência de seus pensamentos: como é impossível não pensar em nada, em um primeiro tempo, faça a experiência de constatar que você tem muitos pensamentos. Depois, observe-os sem procurar repeli-los. Acolha-os, e não se prenda a eles. Deixe-os entrar e sair da sua mente ao seu bel-prazer. Em pouco tempo, você não lhes dará a mesma importância;
- encontre o momento certo: de manhã cedo (o melhor momento), ao voltar do trabalho, na hora da refeição ou na pausa para o café...

Comece com alguns minutos por dia – se você achar difícil ficar sentado 30 minutos ininterruptamente, sugerimos que tente apenas 5 minutos por dia, e vá aumentando gradativamente. Programe um *timer* ou um despertador. Você vai precisar de vários minutos para se estabilizar e mais alguns para entrar no processo e se concentrar; depois, mais alguns minutos para ampliar o seu campo de consciência. Em seguida, tente 15 minutos por dia durante várias semanas e, quando estiver pronto, aumente 5 minutos a cada semana.

## O instante a cada instante

Seria limitado imaginar que praticamos a meditação da atenção plena sentados ou deitados. Ela existe para nos despertar e nos fazer viver verdadeiramente cada momento da vida cotidiana. Assim sendo, você pode experimentar a atenção plena durante todo o seu dia. Por exemplo, ao comer uma fruta: pegue uma laranja e preste atenção à sua textura, à sua forma, ao seu tamanho, ao seu aroma e à sua cor. Depois, descasque-a e imagine que é a primeira e a última laranja que você comerá. Ouse fazer essa experiência quando for andar, tomar uma xícara de chá ou cozinhar. Introduza a atenção plena na sua vida.

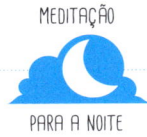

### MEDITAÇÃO

### PARA A NOITE

- ✔ A atenção plena significa direcionar o foco: deliberadamente, no momento desejado e sem julgamento.
- ✔ A atenção plena consiste em estar totalmente presente, experienciando o momento que estamos vivendo, sem filtro, sem julgamento e sem esperar demais.
- ✔ A prática passa por um treino cotidiano, começando por sessões curtas, que aumentam gradualmente para 20 a 30 minutos por dia.
- ✔ No nosso cotidiano, podemos realizar atos de atenção plena: ao fazer uma refeição com calma, ao caminhar, ao cozinhar, ao arrumar a casa... e, assim, criar uma outra maneira de estar no mundo.

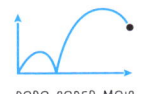

### PARA SABER MAIS

→ KABAT-ZINN, J. *L'éveil des sens*. Paris: Les Arènes, 2009.
→ KABAT-ZINN, J. *Où tu vas, tu es*. Paris: J'ai Lu, 2004.
→ ANDRÉ, C. *Méditer, jour après jour*. Paris: L'Iconoclaste, 2011.

1
2
3
4
5
6
7
8
9
10
11
12
**13º DIA**
14
15
16
17
18
19
20
21

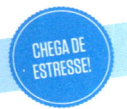
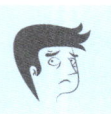
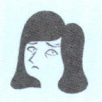
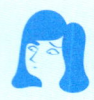
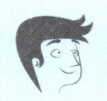
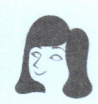

> SANDRINE, EU ME DEI CONTA DAS CONSIDERA-
> ÇÕES ERRÔNEAS SOBRE A IDEIA DE QUE 'TUDO
> ACONTECE NA INFÂNCIA', OU 'AOS 6 ANOS,
> TUDO JÁ SE ESTABELECEU'... NÃO PORQUE ESSES ANOS NÃO
> SEJAM ESTRUTURANTES — ELES SÃO, SEM NENHUMA DÚVIDA,
> ASSIM COMO A GENÉTICA QUE HERDAMOS —, MAS HÁ AINDA
> TANTO A FAZER E MUITO AINDA PODE SER ESTRUTURADO OU
> SE RESTABELECER. SARTRE DIZIA, EXISTENCIALMENTE, QUE
> 'SEMPRE PODEMOS FAZER ALGUMA COISA COM O QUE FIZERAM
> DE NÓS'. SANTIAGO RAMON Y CAJAL, NEUROCIENTISTA E
> PRÊMIO NOBEL DE MEDICINA, VAI AINDA MAIS LONGE AO
> DIZER QUE 'TODO HOMEM QUE DESEJA PODE SE TORNAR O
> ESCULTOR DE SEU PRÓPRIO CÉREBRO'. INCRÍVEL!

# 14º DIA

## Adquirindo coragem para mudar

O cérebro humano é, provavelmente, o mais misterioso e o mais fascinante de todos os órgãos. Durante muito tempo, o conhecimento a seu respeito permaneceu paralisado, e somente no século XVIII foi elaborado um mapa das funções cerebrais. Mas, na verdade, foi em 1932 que os cientistas compreenderam que o cérebro e o corpo mantêm relações bastante complexas: quando eu queimo a mão em um objeto muito quente, o meu cérebro reage de forma a afastar a minha mão daquele objeto. Mesmo que hoje isso pareça evidente, foram necessários séculos para que se chegasse a essa conclusão.

### Nada de definitivo

Os neurônios enviam informações entre si sob a forma de impulsos nervosos (ver também 18º dia). É a partir de meados do século XX que a noção de neuroplasticidade começa a aparecer. A origem dessa palavra vem de "neuro", que designa as células nervosas, os neurônios, e "plasticidade", que significa modelagem. Em suma, a neuroplasticidade é a faculdade do sistema nervoso de se reorganizar quando sofre mudanças. Essa noção é uma faculdade espantosa, portadora de muito otimismo.

> #### Dê-me 100 bilhões
>
> Há, no cérebro, cerca de 100 bilhões de neurônios ligados entre si em forma de redes por seus prolongamentos, os axônios. No decorrer dos anos, os neurônios envelhecem, morrem e não são substituídos.

(cont.)

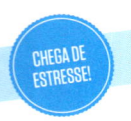
**CHEGA DE ESTRESSE!**

No entanto, essa perda não é totalmente irreversível: surgem novos neurônios; contudo, os que restam é que merecem a nossa atenção, pois desenvolvem novos caminhos de comunicação e novas conexões com outros neurônios.

Esse fenômeno da neuroplasticidade oferece grande esperança a todos aqueles que desejam mudar os seus maus hábitos para instaurar outros mais produtivos e benéficos. Realmente, o cérebro pode desaprender e "desconstruir" o que foi instalado. Além disso, de forma muito pragmática, o cérebro responde ao princípio *"use it or lose it"*: perde-se o que não é usado. Se você se empenhar em ter comportamentos positivos, como fazer três agradecimentos por dia (ver 15º dia sobre os benefícios da psicologia positiva), os sentimentos negativos tenderão progressivamente a desaparecer.

## Ei, táxi!

Vejamos o exemplo dos taxistas londrinos: um estudo da revista *Current Biology* mostrou que o cérebro deles é diferente dos outros. Enquanto as ruas de algumas grandes cidades, como Paris ou Berlim, são facilmente transitáveis, um mapa da cidade de Londres parece um emaranhado de fios. Apesar disso, os motoristas londrinos sabem ser eficientes e rápidos para ir do ponto A ao ponto B. Para obter a carteira de motorista, os aprendizes são submetidos a um exame que comprova os seus conhecimentos sobre as 25 mil ruas e atrações turísticas da capital. Devido à exigência da tarefa, 50% não obtêm a aprovação. Outro estudo, feito por uma pesquisadora da University College London (UCL), mostrou que os taxistas londrinos têm mais massa cinzenta no hipocampo posterior (região do cérebro que tem papel primordial na memorização e na navegação espacial) em comparação a outras pessoas com idade, educação e inteligência similares. Quanto mais tempo o motorista exercia a profissão, maior era o hipocampo. O cérebro se adaptava às exigências cognitivas do ofício!

Esses estudos mostram que o exercício e o treinamento cognitivo suscitam reais mudanças físicas no cérebro.

## Ampliar a rede pela neuroplasticidade

Depois de várias pesquisas sobre esse tema, a ciência moderna chegou à conclusão inevitável de que podemos sofrer menos, curar-nos e até mesmo melhorar substancialmente o nosso bem-estar se treinarmos o cérebro (e a mente) de maneira focada. E tudo isso graças ao processo de neuroplasticidade. Esse fenômeno responde a diferentes estimulações: a aprendizagem, as experiências de vida, os novos sentimentos, as emoções. Como vimos anteriormente, isso se torna possível porque, a cada idade, nascem novos neurônios, e os que temos criam constantemente novas conexões entre eles, resultado de novas experiências de vida. Isso parece ser essencialmente assim:

> Novas experiências = novos neurônios + novas conexões entre neurônios.

A neuroplasticidade pode ser útil para uma grande parte das patologias psicológicas. Estudos revelam efeitos muito benéficos sobre os Transtornos Obsessivos Compulsivos (TOC), sobre a ansiedade, o estresse, a depressão, os vícios, as fobias. Como chegar a esse resultado? Em um primeiro momento, você já deve compreender o teor da sua mente: saber quais são os hábitos ou os comportamentos negativos que deseja mudar ou quais são os hábitos positivos que deseja introduzir.

Em seguida, você deve se concentrar idealmente nesse prazer saudável e positivo. A mudança aparece, não só ao que se sente, mas principalmente como resultado do que você faz (a sua sessão diária de meditação, a sua respiração ou o seu programa de exercício físico). Guarde isso em mente: quanto mais você fizer, mais terá vontade de fazer! E o inverso também é real.

Um sério estudo realizado por uma equipe do Massachusetts General Hospital mostrou que a participação em um estágio de oito semanas de meditação da atenção plena aumentava a densidade de massa cinzenta no hipocampo e também em outras regiões do cérebro e do cerebelo, relacionadas com a consciência de si, a compaixão, o equilíbrio das emoções e a empatia. Análises da imagem médica mostram uma maior ativação das regiões frontais medianas, que estão ligadas ao equilíbrio das emoções.

Hoje em dia, as alterações do cérebro podem ser mensuradas e observadas por meio de escaneamentos. Enfim, é possível demonstrar, por

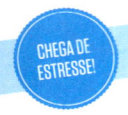

exemplo, que uma psicoterapia ou um treinamento da atenção plena contribuem para o nosso bem-estar.

A sua mudança depende resolutamente do seu empenho e dos esforços que você vai empreender nesse processo, mas uma coisa é certa: o cérebro realiza pequenos milagres a cada segundo de cada dia graças à neuroplasticidade.

## TOC!

O doutor Jeffrey M. Schwartz e seus colegas da Universidade da Califórnia (UCLA), em Los Angeles, descobriram que a Terapia Cognitiva e Comportamental (TCC) poderia ter um impacto muito positivo no cérebro das pessoas acometidas por Transtornos Obsessivos Compulsivos (TOC) de maneira mais eficaz que a terapia medicamentosa. Quando sentimos estresse por causa de uma situação em particular, o princípio da TCC é identificar a distorção cognitiva que é causadora do problema. Depois, inicia-se o processo de criação das alternativas fundamentadas na realidade e na razão. Isso permite elucidar a maneira como enxergamos o mundo.

As pesquisas do doutor revisitam conceitos que já vimos antes a respeito da atenção plena, do não julgamento e da auto-observação. Schwartz descobriu que, quando os pacientes acometidos de TOC praticavam a meditação da atenção plena (em um programa de acompanhamento de TCC), eles sentiam menos os sintomas de estresse e notavam melhoras mensuráveis de bem-estar e de alívio. Ao procurar saber o porquê, Schwartz e a sua equipe examinaram o escâner antes e depois de um programa de TCC. A sua descoberta foi notadamente importante para o tratamento do TOC, conhecido por ser complexo: a atividade no córtex orbital frontal diminuíra significativamente. Schwartz concluiu, apoiado nessa experiência, que nós temos o poder de mudar o nosso cérebro durante toda a nossa vida.

Esses estudos sugerem que o nosso cérebro muda fisicamente e que a sua configuração se adapta. Se levarmos em conta essa capacidade neuroplástica e aprendermos a fazer dela uma realidade para nós, a gestão do estresse e o desenvolvimento do bem-estar se tornam um desafio ao nosso alcance. Você não é obrigado a acreditar em tudo o que dizemos, mas pode tentar!

A neuroplasticidade pode ser melhorada por meio do cuidado dos grandes pilares de que falamos nos últimos capítulos, a saber: o exercício físico (e a liberação de endorfinas), a nutrição (de ômega 3, que dá ao nosso cérebro o "combustível" de que ele precisa para trabalhar devidamente), um bom sono (reparador para o cérebro), a meditação e/ou o relaxamento, e as novas experiências de aprendizagem. Alguns cientistas até realizaram programas de treinamento cerebral em software – por exemplo, o Posit Science Brain Fitness, fundamentado nas pesquisas de Michael Mezernich e da sua equipe, e o Lumosity Brain Builder 3.0, do professor Simon Evans (apenas em inglês).

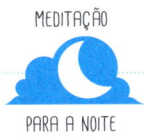

## MEDITAÇÃO

### PARA A NOITE

✔ O cérebro humano é maleável na infância, mas também durante toda a vida: é o que denominamos neuroplasticidade.

✔ Graças à neuroplasticidade, o cérebro é capaz de compensar por si mesmo as deficiências e as lesões, de se reparar e também de se desenvolver e de se aprimorar.

✔ Muitos fatores entram em jogo para ampliar as suas capacidades de neuroplasticidade: uma boa alimentação, uma prática regular de meditação/relaxamento ou outro método relaxante, a atividade física (de preferência de resistência), etc.

✔ A neuroplasticidade tem aplicações muito concretas em numerosos domínios. O mais estudado é o dos Transtornos Obsessivos Compulsivos, nos quais as Terapias Cognitivas e Comportamentais demonstraram a sua eficácia e os efeitos na plasticidade do cérebro.

✔ A neuroplasticidade propicia esperança a todos aqueles que desejam mudar seus maus hábitos e administrar melhor o seu estresse!

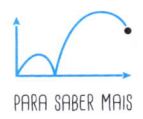

### PARA SABER MAIS

→ DOIDGE, N. *Les étonnants pouvoirs de transformation du cerveau*. Paris: Pocket Évolution, 2010.

→ CYRULNIK, B. & BUSTANY, P. *et al. Votre cerveau n'a pas fini de vous étonner*. Paris: Albin Michel, 2012.

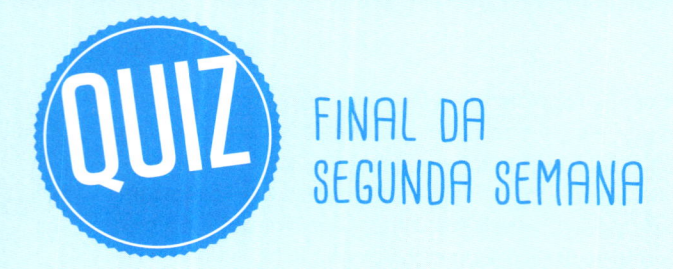

# QUIZ FINAL DA SEGUNDA SEMANA

1. **As recaídas durante um processo de mudança:**
   a. são sinal de fracasso.
   b. fazem parte do processo.
   c. comprometem seriamente a sequência do percurso.

2. **O antídoto para os revezes e para os contratempos é:**
   a. a benevolência.
   b. o perfeccionismo.
   c. a obstinação.

3. **O paradoxo de Ellsberg ilustra, essencialmente:**
   a. o nosso desconforto diante da incerteza.
   b. a nossa necessidade de poder decidir.
   c. o medo da mudança.

4. **A incerteza pode ser mais bem vivida graças:**
   a. ao controle permanente.
   b. à ruminação noturna.
   c. aos exercícios diários.

5. **Afirmar-se é:**
   a. ter a última palavra.
   b. exprimir as necessidades e os desejos em relação ao outro.
   c. saber dizer não.

6. **Uma boa autoafirmação é perceptível:**
   a. nos níveis comportamental, emocional e cognitivo.
   b. nas pessoas agressivas.
   c. nas pessoas manipuladoras.

7. **A gestão do tempo e do estresse é:**
   a. uma equação impossível.
   b. uma inteligente combinação de planificação e antecipação.
   c. saber privilegiar o urgente acima do importante.

8. **Para Eisenhower...**
   a. o que é importante raramente é urgente, e o que é urgente raramente é importante.
   b. nunca dê tempo ao tempo... ele aproveita.
   c. tempo é dinheiro.

9. **A meditação da atenção plena (*mindfulness*) permite:**
   a. esvaziar a cabeça.
   b. dirigir a atenção deliberadamente, no momento desejado e sem julgamento.
   c. refletir sobre um tema que nos seja importante.

10. **A meditação da atenção plena se pratica:**
    a. de maneira totalmente informal.
    b. sentado em lótus, com calma.
    c. de maneira formal e informal, mesmo nos menores gestos do cotidiano.

11. **O "largar mão" permite:**
    a. manter o controle.
    b. aceitar o que existe para progredir.
    c. afastar definitivamente os pensamentos desagradáveis.

12. **Refletir sobre os nossos valores:**
    a. ajuda a diminuir o estresse.
    b. aumenta a nossa taxa de cortisol.
    c. é um freio ao entrar em ação.

13. **A neuroplasticidade é:**
    a. a faculdade do sistema nervoso de se reorganizar.
    b. o mecanismo de extinção dos neurônios.
    c. a comunicação das células cerebrais.

14. **Podemos ampliar a neuroplasticidade graças a:**
    a. uma inteligente combinação de esporte, relaxamento, alimentação equilibrada e meditação.
    b. treinamentos intensos de Sudoku.
    c. sonoterapias.

14º DIA

# Respostas

1. b 2. a 3. a 4. c 5. b 6. a 7. b 8. a 9. b 10. c 11. b 12. a 13. a 14. a

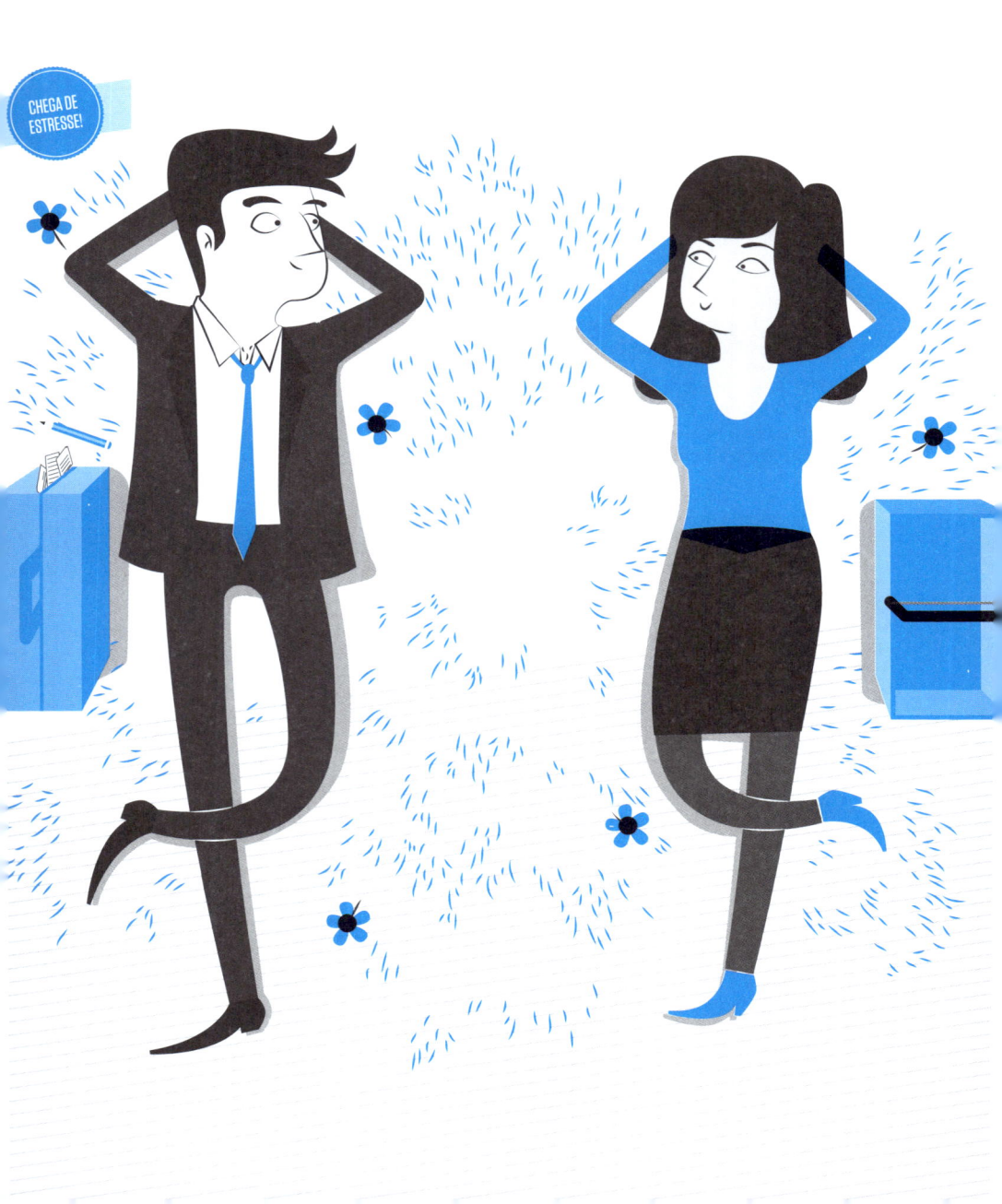

# 3ª SEMANA

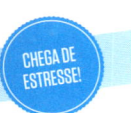 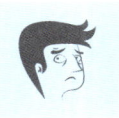 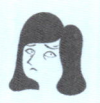 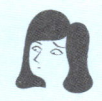 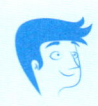 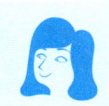

Pierre, há coisas que faço mal ou de maneira insuficiente, mas também sinto que há outras que faço bem, nas quais sou boa e nas quais às vezes me apoio para melhorar ou mesmo para ficar visivelmente feliz. Sinto até que o meu otimismo, a minha criatividade, o meu senso de humor (isso te faz rir, Pierre?), a minha abertura para os outros me ajudam a viver melhor, e essas forças me ajudam a me estressar menos. Aliás, tenho sempre em mente estas palavras de Albert Camus: 'Devo tratar de ser feliz'. Vamos, temos trabalho, só falta uma semana!

# 15º DIA

## Sentindo os benefícios da psicologia positiva

"Eu decidi ser feliz porque é bom para a saúde." Voltaire, a seu modo, introduz bem o propósito deste dia. Na psicologia, fala-se muito daquilo que temos de diminuir ou afastar para melhorar. Entretanto, é importante nos lembrarmos também daquele jardim que podemos cultivar a fim de desenvolver os nossos talentos e a nossa capacidade para o bem-estar. Empenhar-se em ser mais feliz é uma estratégia eficaz para se estressar menos.

### Em que direção fica a felicidade?

Tradicionalmente, a psicologia clínica foi a ciência que se dedicou a mensurar, curar ou, pelo menos, ordenar a confusão mental. Foi indispensável, mas, no processo, fez poucas investigações a respeito do que podia contribuir para uma vida mais rica e mais feliz. A psicologia positiva é uma corrente nascida no final dos anos 1990, sob a influência do psicólogo americano Martin Seligman, que, levando em conta as dificuldades ou as disfunções inerentes à natureza humana, dá destaque ao desenvolvimento das forças e das potencialidades que podem ser expressas por cada um. Ela propõe descrever e desenvolver as condições e os processos do funcionamento ideal e do pleno desenvolvimento. Em vez de ceder à tentação de ver primeiro o que não funciona ou que está mal, a psicologia positiva apela aos talentos e recursos do ser humano para aproveitar o que vai bem e o que pode melhorar.

Você decide aprender a jogar tênis. Você pode observar o seu vizinho que está um mês mais adiantado e se divertir com os numerosos erros que

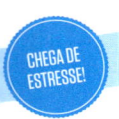

notou, tentando não repeti-los, ou ir a Roland-Garros e aprender direta-mente com as melhores práticas e os melhores instrutores. O que você escolhe?

A psicologia positiva está voltada para aquelas virtudes que trazemos em nós e que funcionam como uma proteção contra doenças; aquelas forças e aqueles valores que podemos desenvolver e nos quais podemos nos apoiar para viver uma vida mais feliz. Entre esses valores, com os quais cada um de nós tem mais ou menos afinidade, podemos citar o otimismo, a cora-gem, o altruísmo, uma ética de vida, a espiritualidade e/ou a fé, o humor, a abertura para o mundo e para os outros, a criatividade, a capacidade de perdoar, a perseverança, etc.[1]

Um dos pontos de partida da reflexão da psicologia positiva é tentar com-preender melhor do que são feitas essas sensações de bem-estar e de felicidade, observando as pessoas que demonstram uma vida satisfató-ria, plena, até mesmo feliz, e verificar quais são os motivadores dessas vidas, a fim de que possam ser trabalhados e amplificados. Martin Selig-man define, então, três grandes tipos de "estratégias" para ser mais feliz, focadas basicamente em três ingredientes: o prazer, o engajamento e o sentido.

### A vida com prazer

É aquela que associamos, de imediato, ao bem-estar. A vida com prazer corresponde ao fato de viver emoções positivas o mais frequentemente possível. É a busca hedonista baseada em procurar, maximizar e amplifi-car as emoções positivas e em minimizar as dificuldades, o sofrimento e as emoções negativas.

### A vida com engajamento

A vida com engajamento baseia-se em identificar as nossas forças e os nossos talentos para realizarmos uma atividade que os valorize, que nos absorva inteiramente e nos nutra interiormente. Na vida com engajamento – por exemplo, no trabalho, na vida familiar, na prática de uma atividade artística ou esportiva muito cativante –, você se envolve

---

[1] Os psicólogos Christopher Peterson e Martin Seligman desenvolveram, a partir de 2004, o VIA (*Values In Action*), um questionário que permite listar as cinco principais forças de cada pessoa a partir de 240 itens que englobam 24 competências. O questionário está disponível gratuitamente no endereço: www.viasurvey.org.

intensamente (às vezes exageradamente) em uma atividade exigente na qual manifesta as suas competências, o que lhe proporciona um forte sentimento de satisfação e de realização. O bem-estar pode ser encontrado, portanto, no total engajamento a uma atividade gratificante por si mesma, que você domine e na qual se desenvolva e se realize.

### A vida com sentido

Ao contrário das duas primeiras estratégias, que muitas vezes podem ser atitudes solitárias e existencialmente não gratificantes o bastante, a vida com sentido corresponde à busca para se integrar em algo significante, maior que nós, que nos supere e a que estejamos ligados para encontrar um sentido para a nossa ação, um ingrediente importante para o ser humano. Tal processo pode decorrer, por exemplo, de uma vida dedicada à família, de uma busca espiritual, de um engajamento político ou de um trabalho social para expressar valores universais ou transcendentes.

## Qual é o sentido da felicidade?

Essas três estratégias são expressões que levam a uma vida mais feliz e, como elas não são exclusivas, pode ser interessante tentar progredir nessas três frentes: procurar mais prazer, mais engajamento e mais sentido. No entanto, como pode-se adivinhar, essas estratégias não são iguais em termos de felicidade proporcionada por diferentes razões:

- nem todos têm a mesma capacidade intrínseca para aproveitar a vida de maneira hedonista. De fato, os estudos sugerem que cerca de 50% da nossa personalidade depende de fatores genéticos, enquanto a nossa capacidade para aprofundar as vidas de engajamento e de sentido repousa mais em escolhas pessoais;
- um fenômeno muito humano é conhecido como "habituação" (uma variante é a lei chamada de rendimentos decrescentes), que faz com que nos habituemos a tudo, tornando-se necessário "aumentar as doses" para sentir o mesmo prazer. Uma primeira chave para a felicidade é que é preciso desenvolver e se voltar para aquilo em que a habituação não intervém ou intervém pouco, isto é, para as questões não materiais: assim, por exemplo, passar mais tempo com a família ou com os amigos, em vez de procurar ganhar dinheiro e com ele comprar o bem-estar;
- é possível viver com prazer e engajamento e, contudo, perguntar se não está faltando algo mais na vida (um esportista campeão pode achar que

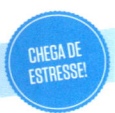

a sua disciplina, mesmo excepcionalmente dominada, não está à altura de uma vida), como um sentido a se atribuir a ela.

No fim das contas, parece que as vidas com engajamento e com sentido têm um efeito mais forte e mais durável no nosso nível de pleno desenvolvimento, mas nada nos impede de procurar ampliar as três estratégias. Em todos os casos, assumir a responsabilidade por aquilo que nos acontece é importante para sermos mais felizes, pois isso nos ajuda a ter maior domínio sobre o que realizamos e o que acontece conosco. Porém, estabelecer objetivos e trabalhar no sentido da sua execução contribui para um sentimento de controle sobre a própria vida e de realização.

Martin Seligman estendeu a sua teoria para outros ingredientes-chave de uma vida de maior bem-estar, acrescentando, a esses três elementos, duas outras estratégias importantes: as relações positivas (com os outros) e a procura da realização.[2]

## Mais prazer!

Diz o filósofo Alain que "o pessimismo é humor, o otimismo é vontade". Uma estratégia simples (e comprovada) é que, para se sentir feliz, é preciso se comportar como uma pessoa feliz. Nós somos aquilo que fazemos, portanto, sorria, saia com os outros, comporte-se como alguém que tem confiança em si e na vida. Você vai ver, o círculo é virtuoso e o efeito é contagiante sobre você e sobre os outros.

Lembre-se dos ensinamentos do cognitivismo do 6º dia: podemos influir fortemente no nosso estado emocional, pois não é tanto sobre o que nos acontece, mas a interpretação que lhe damos que afeta a maneira como nos sentimos (o fato de meu amigo não ter me telefonado esta manhã não despertará a mesma emoção em mim se eu pensar que ele está me abandonando – mais para raiva ou tristeza –, ou então que ele não vai bem – mais compaixão). Reveja o modelo ABCDE no 5º dia para ver o impacto das convicções sobre a suas emoções e a maneira como você pode mudar as consequências sobre você mesmo. Portanto, escolha o máximo possível o copo metade cheio em vez de metade vazio, pois isso possibilita maiores realizações. Quantas vezes você se enganou ao privilegiar uma visão

---

[2] Resume a sua teoria sob o acrônimo "PERMA" para *Pleasure, Engagement, Relationships, Meaning* e *Accomplishment* (prazer, engajamento, relacionamentos, significado e realização).

"realista" (outro nome dado ao pessimismo) em vez de uma visão "despropositadamente otimista"? Ao contrário, procure relativizar, observe tudo o que acontece de positivo na sua vida e fique agradecido, orgulhoso e feliz.

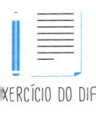
EXERCÍCIO DO DIA

## ANTES DE SE DEITAR

Todas as noites, antes de se deitar, repense o seu dia e anote em um caderno três coisas que o deixaram feliz e pelas quais você tem um sentimento de gratidão (pela vida, por alguém). Pode ser por coisas simples e mínimas (fazer uma pausa na hora do café, percorrer um jardim, sentir o cheiro de uma flor, receber uma observação gentil, assistir a um bom filme), então permaneça um instante com essa emoção de prazer ou de gratidão.

Esse exercício ajuda a não tomar nada como garantido, mas, ao contrário, a dar graças pelo que nos acontece de bom.

Acrescente momentos de prazer na sua semana: estressado e com falta de tempo, você dirá que certamente não tem tempo a perder; contudo, esses momentos de prazer são a sua respiração e o seu combustível para se sentir melhor e relativizar situações ruins. Uma atividade esportiva (ver 17º dia), por exemplo, pode operar maravilhas no seu estado emocional. É preciso preparar e investir no longo prazo, mas sem sacrificar sistematicamente o curto prazo por causa de um prazer imediato, porque, senão, vai acabar desanimando. Agradeça também à vida por esses momentos que ela lhe permite viver.

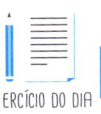
EXERCÍCIO DO DIA

## A VISITA DE GRATIDÃO

Pense em alguém que é ou que foi importante para você, a quem você nunca revelou isso. Escreva um pequeno texto, cerca de meia página de depoimento e/ou agradecimento, a essa pessoa. Ligue para ela e combine de vê-la sem dizer o motivo da visita. Já diante dela, leia essa carta.

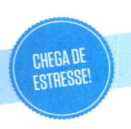

Martin Seligman experimentou essa visita de gratidão e pôde mostrar que as pessoas que tinham essa atitude se sentiam mais felizes vários meses após o evento (sem falar do efeito sobre a pessoa destinatária do testemunho).

## Mais engajamento!

Explore e tome consciência das suas forças e das suas virtudes e procure atividades profissionais e pessoais que valorizem e permitam a expressão dessas qualidades. É nesses espaços que você vai se sentir integrado e desafiado ao mesmo tempo, e também dominando o que faz. Isso lhe proporcionará satisfações (lembre-se daqueles momentos em que você perde a noção do tempo que passa) e um sentimento de competência e de realização, o que agirá positivamente na sua autoconfiança.

Nem sempre é viável deixar um trabalho no qual nós não nos desenvolvemos. Na medida do possível, ordene-o e/ou enriqueça-o para adequá-lo às suas forças e aos seus valores. Transforme-o em uma fonte maior de desafio e de enriquecimento. Se você achar que já tentou de tudo, explore como buscar outras opções profissionais.

Faça o mesmo nas esferas pessoais da sua vida (família, amor, passatempos) para aumentar o seu sentimento de realização e de relações positivas. Por exemplo, opte (se for de sua preferência), de vez em quando, por jogar futebol com os seus amigos em vez de assistir sozinho a uma partida na televisão. Você terá uma satisfação muito maior.

## Mais sentido!

Questionar-se (de vez em quando) a respeito do sentido da nossa existência é uma característica humana. Isso acontece muitas vezes pela necessidade de nos conectarmos aos nossos semelhantes e a algo maior que nós. Portanto, é muito importante se desenvolver e alimentar permanentemente os vínculos que nos unem às pessoas que nos são próximas, sem considerá-las nossas aquisições nem esquecer de reafirmar esses vínculos. Amigos e família nos permitem viver melhor o dia a dia (na maioria das vezes...) e podem ser poderosos amenizadores das dificuldades cotidianas. Em um círculo mais amplo de afiliação, o altruísmo é um importante motivo de bem-estar: ao alimentar esse círculo virtuoso que, como mostram os estudos, nos torna mais felizes, aumentamos, em retorno, a nossa capacidade de fazer o bem.

Geralmente, essa busca de sentido pode ocorrer por uma busca transcendental (religiosa ou não), pela filiação a comunidades das quais nos sentimos próximos e pela participação em projetos que valorizam o que nós somos e o que fazemos aqui.

A vida com sentido questiona o nosso legado, o que deixamos aos nossos sucessores: valores? Atos? Ensinamentos? Que epitáfio queremos ver escrito no nosso túmulo, uma vez que todo o resto desaparece conosco?

## MEDITAÇÃO

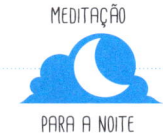

### PARA A NOITE

- ✔ A psicologia positiva, corrente criada no final dos anos 1990 por Martin Seligman, é "uma reflexão científica sobre o funcionamento humano ideal".
- ✔ Martin Seligman define três grandes tipos de "estratégias" para ser feliz: a busca do prazer, do engajamento, e do sentido, ao qual ele acrescenta a procura de relações positivas e de realização.
- ✔ Esses ingredientes, objetivando um maior bem-estar, podem ser trabalhados e amplificados por um conjunto de técnicas.
- ✔ A busca por engajamento e sentido tem um efeito mais forte e durável na felicidade do que a simples busca por prazer; porém, é importante para se sentir bem.
- ✔ A vida com sentido permite se conectar aos outros e a algo maior que nós, uma busca existencial central para o ser humano.

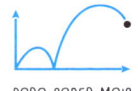

### PARA SABER MAIS

→ BEN-SHAHAR, T. *L'apprentissage du bonheur* [Título em português: *Aprenda a ser feliz*]. Paris: Belfond, 2008.
→ SELIGMAN, M. *La force de l'optimisme*. Malakoff: InterEditions, 2008.

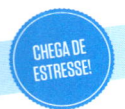
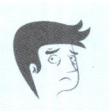
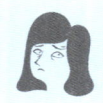
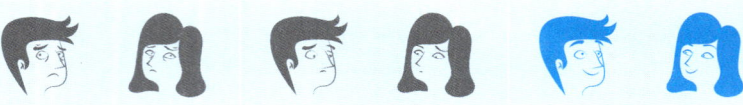
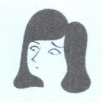
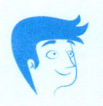
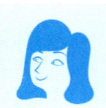

> Observei que o meu peso (ou deveria dizer meu sobrepeso?) acompanha muito bem as minhas fases de estresse... Quando me estresso, eu como. Pierre é diferente: quando se estressa, bebe. Enfim, somos complementares. Como dizia Hipócrates de Cós, o pai da medicina: 'Que o teu alimento seja o teu primeiro remédio'...

# 16º DIA

## Cuidando da minha alimentação

Quando comemos, "nutrimos" diretamente as células do nosso cérebro, que se comunicam entre si e com as células do nosso metabolismo. Consequentemente, o que e quando você come interfere diretamente no seu nível de energia e na sua capacidade de administrar o estresse.

### Humor e alimento

Você talvez já tenha percebido que, quando está fisicamente estressado, reage diferentemente às situações. Você se torna menos apto a encarar de modo efetivo os pequenos estresses diários que cruzam o seu caminho. Se você é igual a todo mundo, os seus hábitos alimentares estão longe de ser perfeitos! Dezenas de pensamentos passam pela sua mente nesses momentos: "A minha vida já é estressante o bastante... eu vou me fazer um agrado". No entanto, comer coisas prejudiciais em momentos difíceis pode ter consequências importantes na nossa capacidade de lidar com o estresse. Evidentemente, nenhuma substância por si só pode ser antiestresse, mas a alimentação é, sem sombra de dúvida, uma preciosa aliada no seu programa de combate a esse problema.

Muitos estudos foram realizados para compreender a relação entre alimento e humor – aquilo que você come e como você se sente. Há alguns anos, os estudiosos têm uma ideia mais precisa quanto à maneira como a alimentação interfere em nosso cérebro e em nosso estado psicológico, e até mesmo como os alimentos podem influenciar no aumento ou na diminuição do estresse, transformando-se em "nutracêuticos".

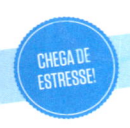
CHEGA DE ESTRESSE!

Um dos elementos bioquímicos atuantes no nosso bem-estar é a seroto-nina. Esse neurotransmissor, naturalmente presente no nosso cérebro, desempenha um papel determinante em nosso humor. Altere o seu nível serotoninérgico e você mudará de humor. Evidentemente, a sua alimen-tação tem um papel importante na produção de serotonina e, por conse-guinte, influencia a sua relação com o estresse. Aquilo que você põe no seu prato conta... e muito!

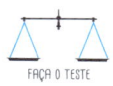
FAÇA O TESTE

## AVALIE OS SEUS HÁBITOS ALIMENTARES

Estamos propondo que você faça uma rápida análise dos seus principais hábitos alimentares. Você ficará surpreso ao ver até que ponto uma sim-ples mudança pode ajudá-lo a administrar o seu estresse e a sua saúde global.

Estas são algumas perguntas iniciais:

1. Você é capaz de reconhecer a sua fome – é mesmo a sensação física da fome ou apenas vontade de comer? Se sim, você a escuta?
2. Você é capaz de reconhecer a sua saciedade, isto é, o momento em que você está saciado, mas sem ter comido demais?
3. Você come quando tem fome ou a ignora, voluntariamente ou por falta de tempo?
4. Você costuma petiscar entre as refeições e à noite, mesmo que não tenha fome, simplesmente por hábito?
5. Você tira um tempo para fazer as refeições e reserva pelo menos 20 minutos livres para isso?
6. Você mastiga devagar e aprecia as refeições, em vez de simplesmente engolir a comida?
7. Você é capaz de deixar restos de comida quando não tem mais fome, ou é do tipo que come tudo o que está no prato sem se questionar?
8. Você prefere alimentos doces, especialmente quando está estres-sado?
9. Você tem apetite pelos alimentos salgados e/ou gordurosos quando está estressado?
10. Quantas refeições você faz por dia? Como você distribui sua comida na refeição?

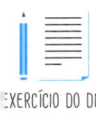

## O SEU DIÁRIO ALIMENTAR

Incentivamos você a criar um diário alimentar. Anote tudo o que comer em todas as refeições e em seus intervalos durante três dias. Antes de comer, faça a si mesmo as seguintes perguntas:

| | |
|---|---|
| Conteúdo da refeição/lanche: | |
| Estou realmente com fome? | |
| Em uma escala de 0 a 5 (sendo 5 o máximo), em quanto eu avalio a minha sensação de fome? | |

O diário o ajudará a se conscientizar dos seus hábitos com relação às refeições e à comida. O objetivo aqui não é contar as porções ou as calorias, mas simplesmente conhecer as ações que pratica automaticamente, principalmente quando você está mais estressado.

## O "*no stress*" dos Kaluli

Para o professor Stephen Ilardi, pesquisador da Universidade Duke, nos Estados Unidos, o estresse é uma "epidemia" dos tempos modernos e o nosso estilo de vida é grandemente responsável por ele. Ilardi procurou compreender por que a nossa civilização moderna estava tão atingida pela depressão e pelo estresse e, depois de vários anos de pesquisa e do contato junto aos pacientes, ele chegou a diversas conclusões. Entre elas, uma bastante importante é a de que essa epidemia não tem caráter genético, uma vez que:

- um grupo de cidadãos americanos não foi acometido por essa epidemia de depressão e de estresse em larga escala: os Amish, uma comunidade cristã anabatista que vive principalmente na América do Norte (em sua maioria Ohio e Pensilvânia, nos Estados Unidos), de maneira muito simples e frugal, afastada da sociedade moderna, manteve seu estilo de vida semelhante ao do século XVIII;
- nos países em desenvolvimento, os índices de ansiosos e depressivos são inferiores aos dos países ocidentalizados (mesmo que a prevalência de estresse e de depressão tenha aumentado nos últimos anos, notadamente por terem adotado uma vida mais ocidentalizada);

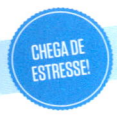

- esses índices de estresse aumentaram recentemente por todo o mundo industrializado, da Grã-Bretanha à Alemanha, Austrália e até Coreia do Sul;
- o exemplo mais eloquente é o do povo de caçadores-coletores – os Kaluli da Nova Guiné –, que foram longamente estudados pelos pesquisadores, especialmente pelo antropólogo Edward Schieffelin. Esse estudioso descobriu, durante uma década convivendo com essa tribo, que o estresse não existia entre eles. Segundo o antropólogo, isso poderia ser, em grande parte, devido ao estilo de vida semelhante ao dos nossos antepassados, à expressão pública do seu luto, ao papel da sua alimentação, ao apoio social, entre outros motivos. Isso ocorre apesar das dificuldades cotidianas, como o conforto muito precário e a ausência de cuidados médicos.

Todos esses dados são claros: quanto mais moderno é o estilo de vida, maior o nível de estresse! E a explicação é simples: o corpo humano não é feito para um ambiente moderno pós-industrial, ou seja, para uma vida muito sedentária e com comida disponível durante os sete dias da semana e os 365 dias do ano...

Ilardi elaborou um protocolo natural chamado TLC (*Therapeutical Life Change* ou "mudança de vida terapêutica") que, segundo ele, é muito eficaz, pois fornece tudo aquilo de que o ser humano precisa, sem a necessidade de medicamentos. No seu livro *The Depression Cure*, ele preconiza, com base em estudos científicos, um estilo de vida que inclui:
- um regime alimentar rico em ômega 3;
- exercício físico;
- exposição à luz solar ou a uma lâmpada de luminoterapia (10.000 lux);
- o suporte social;
- um sono reparador.

Segundo Ilardi, o corpo humano não é feito para uma vida tão alucinante 24 horas por dia, sete dias por semana. Na mesma linha, o psiquiatra David Servan-Schreiber explicou, no seu livro *Curar: o stress, a ansiedade e a depressão sem medicamento nem psicanálise* (2005), que era possível administrar o estresse sem medicamento nem psicanálise. Da mesma forma que Ilardi, ele reuniu uma série de resultados que provam, por exemplo, que o ômega 3, o esporte e a luminoterapia eram muito eficazes para combater o estresse e a depressão. Ele acrescentou outras técnicas, tais como a

EMDR (um tratamento terapêutico feito por movimentos oculares), a acupuntura e a comunicação assertiva (ver "Eu me afirmo!", no 11º dia).

Com toda a certeza, essas experiências clínicas são extraordinárias no panorama atual. Encontrando uma dose de bom senso, é possível evoluir e viver melhor.

## A arte de escolher o que nos nutre

Não nos enganemos: comer é um dos mais agradáveis prazeres da vida! Preparar e antecipar as refeições, degustar, saborear, experimentar os aromas, os sabores e observar as cores são maneiras de se deleitar na vida. Um verdadeiro prazer dos sentidos! É também uma forma de cuidar de si, de socializar-se, de se proporcionar um agradável instante de relaxamento.

Então, comer é, em si, um redutor de estresse. Em muitas culturas, as festas e os ritos de passagem são feitos ao redor de uma mesa. Contudo, comer de forma equilibrada é uma competência que se adquire; não é, de modo algum, inata, e, às vezes, acontece de a comida consumida por prazer não ser a mais saudável. Nas nossas sociedades modernas, uma variedade de alimentos doces, gordurosos e salgados é oferecida a nós. Esses hábitos alimentares criam um perigo para a saúde: doenças cardiovasculares, hipertensão, diabetes, câncer, imunodepressão. Uma alimentação errada é, muitas vezes, causadora de desequilíbrios hormonais, bem como de alterações no nível das reservas dos nutrimentos, das vitaminas e dos minerais no nosso organismo.

Ao contrário, um corpo com boa saúde tem muito mais possibilidades de responder adequadamente aos causadores de estresse, e uma nutrição ideal é um fator de proteção complementar diante das agressões externas e internas.

Reserve algum tempo para observar sua alimentação. A maioria de nós não se dá conta de como as pequenas petiscadas podem ser prejudiciais à saúde.

Segundo uma pesquisa publicada em 2011 pela NutriNet-Santé, 35% dos franceses são petiscadores naturais. As mulheres consomem mais alimentos gordurosos e doces, acompanhados de bebidas adocicadas

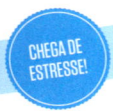
CHEGA DE
ESTRESSE!

e alcoólicas. Os homens também consomem alimentos gordurosos e doces, mas preferem bebidas alcoólicas.

Diferentes estudos mostram que existe uma relação muito estreita entre a alimentação e o estresse. O exemplo mais marcante é o do açúcar. A ingestão em excesso de açúcar refinado e purificado leva o organismo ao estresse e provoca a inflamação das células. Os alimentos gordurosos também são estressantes, pois agridem o organismo provocando carências de minerais e de vitaminas, principalmente vitamina C. Outro exemplo é o do triptofano, um aminoácido que provém das proteínas: ele é indispensável para a fabricação de alguns neurotransmissores, como a serotonina ("o hormônio da felicidade") e a melatonina ("o hormônio do sono"), que têm efeito tranquilizante. A falta de triptofano está associada a uma baixa taxa de serotonina, gerando como consequência a ansiedade, o estresse, a irritabilidade, a agitação, a impulsividade e os problemas de concentração.

Portanto, o estresse acaba desencadeando um círculo vicioso e você tende a fazer escolhas erradas! Por uma razão qualquer, as escolhas feitas em tais momentos são desastrosas: chocolate, sorvete, pizza, bolos... deliciosos durante cerca de 15 segundos, mas nada além disso.

## Os 10 passos rumo a uma alimentação positiva e antiestresse

Para seguir uma alimentação antiestresse, você deve:

- *incluir alimentos de baixo índice glicêmico em cada refeição*: massas, cereais e arroz integral podem melhorar o seu desempenho quando você está sob efeito do estresse. Eles aumentam também o nível de serotonina no cérebro, o que melhora o seu humor;
- *reduzir o consumo de glicídios/açúcares refinados*: as balas, os bolos, as barras de chocolate, os refrigerantes não vão tornar a sua vida mais doce em longo prazo – ao contrário! É óleo no fogo! Eles estão em toda parte, e o nosso corpo parece ter dificuldade de lidar com esse excesso de açúcar que enseba o organismo, o que muitas vezes acaba causando um desequilíbrio no metabolismo, podendo provocar diabetes ou uma baixa de açúcar no sangue, a qual gera a hipoglicemia. Esse fenômeno ocorre quando temos 50/60 mg de açúcar no sangue (o que acontece por volta de 2 a 3 horas após uma refeição). Os sintomas da hipoglicemia são muito parecidos com os do estresse: impressão de cabeça

vazia, nervosismo, tremor, sensação de fraqueza, irritabilidade, palpitações. Nesse momento, como o nosso cérebro não recebeu quantidade suficiente de açúcar, ele gera uma segunda resposta ao estresse;

- *comer quantidades suficientes de proteínas*: isto é, comer mais peixe, frango e outras carnes brancas. Os alimentos ricos em proteínas (e em triptofano) aumentam o funcionamento e fornecem os aminoácidos que reparam as nossas células;
- *comer legumes*: a combinação de vitaminas e de nutrientes propicia melhor resistência ao estresse;
- *repor a sua carga de potássio*: o leite (desnatado ou semidesnatado), as sementes germinadas, as nozes e as amêndoas podem lhe fornecer o suficiente em potássio. Esse mineral permite o relaxamento dos músculos. Lembre-se de que as bananas estimulam o bom-humor!
- *limitar a absorção de sal*: atualmente, consumimos de 10 a 20 vezes mais sal do que o necessário. Ele serve para regular o equilíbrio do nosso pH, mas também para controlar a atividade muscular. Uma única fatia de pão fornece o mínimo para o nosso corpo (cerca de 230 mg). Regular o consumo de sal ajudará a combater a hipertensão e o excesso de líquido no organismo; isso vai evitar um desconforto maior!
- *reduzir o consumo de cafeína*: o consumo de cafeína coincide, na nossa cultura, com o rito de passagem para a idade adulta. A famosa xícara de café é vista como um estimulante para enfrentar o dia que está começando. Ora, a cafeína pode precipitar estados de ansiedade e de estresse por aumentar os níveis de neurotransmissores no cérebro, como a norepinefrina, que nos desperta e põe em alerta o nosso sistema nervoso simpático. Além disso, a cafeína nos priva da vitamina B1, conhecida pelas suas virtudes antiestressantes. Em resumo, cafeína demais pode torná-lo cronicamente tenso, e portanto mais vulnerável ao estresse. Evidentemente, há casos e casos. Algumas pessoas podem tomar cinco xícaras de café por dia sem maiores efeitos ou consequências, enquanto outras ficarão completamente excitadas com apenas um copo de Coca-Cola. É certo que o consumo crônico de cafeína conduz pouco a pouco a uma tolerância maior, logo, para se obter os efeitos iniciais, mais cafeína será consumida. Quando você decidir reduzir o consumo de cafeína, tente fazê-lo progressivamente. Você encontrará, talvez, algumas dificuldades, como um grande cansaço, um desânimo e dores de cabeça. A melhor solução será ir diminuindo o consumo durante vários meses: de cinco xícaras para quatro em um mês, e assim

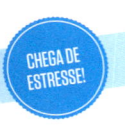

sucessivamente. Não esqueçamos que o consumo de cafeína interfere no sono e contribui para o aparecimento de problemas gástricos;

- *beber álcool com moderação*: muito usado para descontrair, o álcool também tem o efeito de alterar a realidade. Achar que ele ajuda a enfrentar as preocupações é uma prática perigosa. As bebidas alcoólicas são muito calóricas e pobres em nutrientes. Consumido em excesso, o álcool esgota a vitamina B, altera a glicemia, aumenta a pressão arterial e muda a sua vida social. Pense nisso.

- *pensar nas vitaminas*: o uso de vitaminas não substitui uma alimentação equilibrada, mas o uso delas pode trazer um suplemento de vitaminas B (para combater o estresse), A, C e E (que têm propriedades anticancerígenas). Aliás, muitos complexos vitamínicos do mercado servem para combater mais o estresse físico do que o psicológico. Lembre-se também de que mais não significa melhor: um excesso de vitaminas também pode ser tóxico para o fígado;

- *comer calmamente*: alimentar-se de forma saudável requer tempo para preparar e consumir a refeição. Nossa sociedade atual nos incita a comer cada vez mais depressa e, às vezes, acaba nos privando de uma refeição apreciada com calma. Nosso corpo precisa ser recarregado da mesma forma que um carro precisa de combustível de boa qualidade. Para reduzir o estresse diário da preparação das refeições, você pode planejá-las para a semana. No trabalho, faça sua refeição tranquilamente e fora da sua mesa. Se possível, use um tempo para descontrair durante as pausas. Aprenda a apreciar as texturas, os sabores, as cores da sua refeição.

Alimentar-se bem também é comer de maneira variada; beber muita água, rica em minerais; e acrescentar ácidos graxos essenciais, como o ômega 3, indispensáveis em nossos pratos (salmão, sardinhas, cavala, enguia, óleo de nozes, de linhaça ou colza, etc.).

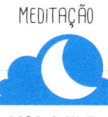

## MEDITAÇÃO

### PARA A NOITE

- ✔ Comer nutre o nosso corpo e o nosso cérebro e, como consequência, o que você ingere vai interferir na sua capacidade de enfrentar o estresse.
- ✔ O nosso estilo de vida é bastante responsável pelo nosso estresse: modere a pressa e escolha conscientemente os alimentos que lhe farão bem.
- ✔ Comer deve continuar sendo um verdadeiro prazer: varie o quanto possível a sua alimentação para se beneficiar de uma quantidade máxima de nutrientes e de vitaminas.
- ✔ Na medida do possível, escolha um lugar calmo para fazer a sua refeição. Leve pelo menos 20 minutos e evite os elementos de distração (tevê, revistas, computador).

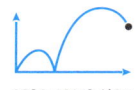

### PARA SABER MAIS

→ SERVAN-SCHREIBER, D. *Guérir le stress, l'anxiété et la dépression sans médicaments ni psychanalyse* [Título em português: *Curar: o stress, a ansiedade e a depressão sem medicamentos nem psicanálise*]. Paris: Pocket, 2011.
→ ILARDI, S. *The Depression Cure: the Six-Step Programme to Beat Depression Without Drugs*. Londres: Vermilion, 2010.

16º DIA

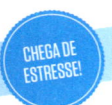 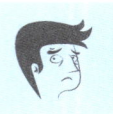 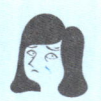 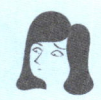 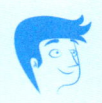 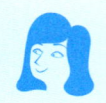

"Para alguém que o interrogou sobre os segredos de sua longevidade de mais de 80 anos, Churchill respondeu: 'Whisky, charutos e nada de esportes!'. Durante muito tempo, eu me refugiei na admiração por esse homem, a fim de evitar uma atividade física intensa demais. E quanto mais isso funcionava, menos exercícios eu fazia. Entretanto, estou sendo cada vez mais pressionado por meus amigos a respeito dos benefícios da atividade física como peça-chave contra o estresse. Como último elemento dessa conspiração para me fazer transpirar, Sandrine me presenteou com um livro de Haruki Murakami, *Autorretrato do escritor enquanto corredor de fundo*: 'Aceitei um desafio arriscado e encontrei em mim a força para enfrentá-lo. Uma felicidade pessoal, mesclada de alívio. Um alívio mais forte, sem dúvida, que a felicidade. Como se um nó muito apertado dentro de mim pouco a pouco se soltasse, um nó de que eu nunca soubera, até então, que se encontrava ali, em mim'. Como isso é certo, Murakami!"

# 17º DIA
## Praticando exercícios

### Murakami tinha razão...

Em 1978, Haruki Murakami decidiu vender o seu bar de jazz em Tóquio e se tornar escritor. Naquela época, ele ganhara muito peso e fumava mais de cinquenta cigarros por dia. Ele decidiu, então, correr, a fim de desenvolver as suas habilidades de escritor. Assim, descobriu que a corrida lhe permitia cultivar a paciência, a perseverança, a tenacidade e a capacidade de concentração. Murakami descreve, com muita habilidade, os processos psíquicos e psicológicos que regem a mente durante uma corrida, a pressão onipresente, a plena consciência necessária ("A cada dia, eu me concentro em cada passo. Porém, ao mesmo tempo, reflito com a mais ampla visão possível, tentando abarcar a paisagem na maior distância. Eu sou mesmo um corredor de fundo"), os limites tão fortes, depois o relaxamento, seguido de um alívio libertador.

Correr é também, para Murakami, um meio de se conhecer, de descobrir a sua verdadeira natureza. Pondo-nos à prova da dor, superamos o sofrimento. Corpo e mente estão estreitamente ligados.

Os primeiros estudos sobre o assunto demonstram que o exercício físico tem numerosos efeitos benéficos para a saúde não só física mas também psicológica. Em um estudo feito pelo psicólogo D. Scully e seus colegas, a prática de atividades físicas revela ter efeito mais evidente na ansiedade – pouco importa a natureza dessa prática – a partir de 30 minutos, três vezes por semana.

Outros estudos dão a entender que as atividades de resistência, como a caminhada, o trote e o ciclismo, são mais eficazes. Como para a ansiedade, os efeitos mais positivos são observados nas pessoas que praticam

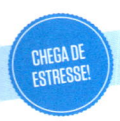

atividades físicas regularmente. As pessoas que estão em boa forma demonstrariam uma fraca reação ao estresse psicossocial. Por outro lado, o exercício poderia diminuir as dores associadas à síndrome pré--menstrual.

Portanto, ainda que as provas nem sempre sejam categóricas, estudos recentes sugerem que a atividade física, praticada de forma regular e continuamente, é muito benéfica.

Outras pesquisas muito interessantes e mais raras já tinham sido feitas nos anos 1950. O cardiologista Jeremy Morris e seus colegas realizaram um estudo comparativo da saúde dos motoristas dos ônibus de Londres que dirigiam ônibus comuns, ou então os famosos ônibus vermelhos de dois andares (os *double-deckers*) que se transformaram em um símbolo da cidade de Londres. Todos os motoristas tinham as mesmas condições de vida, origens sociais comparáveis, os mesmos hábitos alimentares (e de cigarro e de álcool), etc. Porém, os que dirigiam os ônibus com dois andares, quase sem se dar conta, subiam diariamente o equivalente a seiscentos degraus em seus veículos para verificar os tíquetes. E, durante um período de observação de cinco anos, eles haviam sofrido 50% menos infarto e se sentiam menos estressados, o que implicava mais conforto no dia a dia, uma redução da fadiga e da ansiedade e melhora da autoestima.

Mais recentemente, os estudiosos e cancerologistas da Universidade Duke confirmaram que, para pacientes deprimidos e estressados, com idade entre 50 e 77 anos, o fato de praticar 30 minutos de caminhada rápida três vezes por semana fizera o mesmo efeito que um antidepressivo (no caso, o zoloft®, cujo princípio ativo é a sertralina).

Em outro estudo com camareiras que trabalhavam em hotéis de Boston, os pesquisadores mostraram que o próprio fato de perceberem que praticavam atividade física quando limpavam banheiras ou trocavam as roupas das camas melhorara visivelmente a sua saúde física e psíquica depois de alguns meses: elas puderam perceber uma perda de peso, redução da massa de gordura e baixa da pressão arterial.

Este quadro elenca os principais efeitos benéficos da atividade física no corpo e na mente:

| Benefícios físicos | Benefícios psicológicos |
| --- | --- |
| • Redução da tensão muscular<br>• Metabolismo do excesso de adrenalina e de tiroxina no sangue<br>• Melhor oxigenação do cérebro e do sangue, o que melhora a concentração<br>• Estimulação de endorfinas, o que produz sensação de bem-estar<br>• Aumento dos níveis de serotonina, que melhora o humor<br>• Redução do pH sanguíneo, o que aumenta o nível de energia<br>• Melhora da circulação e da digestão<br>• Perda de peso e regulação do apetite em muitos casos<br>• Melhora da regulação da taxa de açúcar no sangue (nos casos de hipoglicemia)<br>• Redução do mau colesterol e da pressão sanguínea | • Aumento da sensação de bem--estar<br>• Melhora da qualidade do sono<br>• Melhora das faculdades cognitivas, tais como a concentração e a memória<br>• Redução da sintomatologia depressiva<br>• Melhora do sentimento de controle da ansiedade e do estresse<br>• Aumento da autoestima<br>• Redução do consumo de álcool e de drogas |

## Uma droga legal

O exercício físico é, aliás, um dos melhores meios naturais de prevenir e administrar o estresse. Nos últimos anos, os pesquisadores descobriram que o exercício é considerado um tranquilizante natural em razão do seu efeito calmante no corpo: ele provoca a liberação de endorfina, poderosa substância analgésica produzida pelo corpo, que pode circular no sangue durante várias horas. É assim que se explica o fenômeno denominado "o êxtase do corredor". A maioria dos praticantes do jogging conta que, no final de mais ou menos 20 minutos, entra em um estado em que os pensamentos são naturalmente mais positivos. Aliás, numerosos corredores se tornam dependentes deste estado e não podem mais prescindir de seus 20 minutos de jogging, nem mesmo por um dia.

O esporte ajuda a secretar essas famosas endorfinas, pequenas moléculas semelhantes aos opiáceos (derivados da morfina e da heroína), os quais atuam como um forte analgésico e proporcionam uma sensação real de bem-estar. Além disso, outro efeito benéfico do esporte concerne à coerência cardíaca (isto é, uma aceleração regular dos batimentos cardíacos é seguida de uma desaceleração regular, e assim sucessivamente). De fato, segundo a Universidade do Arizona, as pessoas que praticam

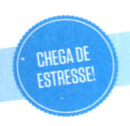

exercício regularmente têm maior coerência cardíaca porque o seu sistema parassimpático (o que induz períodos de calma) é mais forte. Então, quanto mais se fortalece o sistema nervoso parassimpático, mais os sintomas do estresse e da ansiedade diminuem. As sessões repetidas agiriam como "vacinas" e aumentariam as capacidades do corpo frente ao estresse.

Como já vimos antes, cada vez que você enfrenta uma exigência ou um desafio, o seu organismo sofre uma série de mudanças para prepará-lo para agir: hormônios e substâncias se difundem pelo seu corpo a fim de ajudá-lo a mobilizar toda a sua energia para lutar ou fugir. Evidentemente, como não tem de lutar todos os dias para a sua sobrevivência, todas as substâncias não utilizadas permanecem no seu corpo e se transformam em subprodutos nocivos que podem desencadear sintomas negativos nos níveis físico, mental e afetivo.

Praticar uma atividade física reduz o efeito dessas substâncias e permite minimizar a duração e a intensidade de uma situação estressante, ajudando o corpo a encontrar mais depressa um estado de descontração e de equilíbrio.

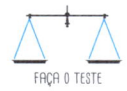

FAÇA O TESTE

## VOCÊ ESTÁ APTO?

Apesar de todas as boas intenções, temos de levar em conta as nossas limitações físicas e as nossas condições de saúde. A seguir listamos algumas perguntas importantes a se fazer antes de começar um programa de exercícios físicos. Se responder sim a uma delas, consulte um médico antes de iniciar as suas atividades, pois ele poderá recomendar a você um programa limitado ou apropriado para as suas necessidades.

> Você tem antecedentes de doenças coronarianas ou de problemas no coração?
>
> Você sente dores no peito frequentemente?
>
> Você algumas vezes se sente a ponto de desmaiar ou tem vertigens?
>
> O seu médico lhe informou que você tinha problemas nas articulações, que foram agravados pela atividade física?

Você tem hipertensão?

Você é diabético?

Você tem mais de 40 anos e é sedentário?

Há alguma razão física, não mencionada, que o impediria de seguir um programa de atividade física?

Inicie o seu programa começando devagar. Você pode aumentar gradativamente a cada semana o seu nível de atividade.

Para otimizar os efeitos antiestressantes do exercício, ele deve ser intenso e praticado de forma constante para ter um impacto significativo. A saber:

- idealmente, o exercício deve ser aeróbico (deve trabalhar diversos grupos de músculos com movimentos contínuos e ritmados sem interrupção durante certo intervalo de tempo – o que é diferente, por exemplo, da musculação);
- a frequência ideal é de 3 a 5 vezes por semana;
- a duração ideal é de 20 a 30 minutos por sessão;
- a intensidade ideal é uma frequência dos batimentos cardíacos calculada pela seguinte fórmula: (220 - a sua idade) × 0,75, durante ao menos 10 minutos, que deve estar de acordo com os intervalos por categorias de idade:

| Idade | Frequência pulsátil |
|---|---|
| 20-29 | 145-164 |
| 30-39 | 138-156 |
| 40-49 | 130-148 |
| 50-59 | 122-140 |
| 60-69 | 116-132 |

Como já vimos, são numerosos os benefícios de uma prática esportiva na gestão do estresse. Entretanto, é preciso ter na mente as seguintes precauções:

- é sempre mais prudente consultar o seu médico antes de começar um programa de exercícios, especialmente se você não tem o hábito de praticar atividades físicas e se você tiver uma vida relativamente sedentária, se fumar ou estiver com sobrepeso;
- ao praticar exercícios para administrar o seu estresse, fique atento à reação do seu corpo e respeite os seus limites;

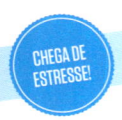

- não pratique atividades físicas competitivas para administrar o seu estresse;
- se for passar muito tempo sentado diante de uma tarefa difícil, tire alguns minutos para se alongar e esticar os músculos do rosto, do pescoço e dos ombros;
- se necessário, afaste-se por alguns momentos da situação dando um pequeno passeio. Isso lhe permitirá ordenar as ideias e enfrentar o problema com a cabeça mais fresca!

## Organize o seu próprio programa de exercícios

A fim de ter prazer em movimentar o seu corpo, você pode começar escolhendo o tipo de exercício que mais lhe agrada. Não se esqueça de que você tem a possibilidade de experimentar diversos exercícios antes de encontrar aquele que mais se adapta às suas necessidades! A seguir, veja uma pequena lista em que você poderá escolher um ou mais exercícios. Nesse caso, também, a curiosidade é sua aliada.

Basquete, mountain bike, bicicleta ergométrica, dança, artes marciais, canoagem, patins, jogging, skate, natação, tênis, futebol, marcha rápida, *step*...

- Se não estiver muito em forma, você pode começar a se exercitar aos poucos a fim de condicionar o coração e os pulmões a atingir o ritmo desejado.
- Organize o uso do seu tempo, prevendo pelo menos de 2 a 3 sessões por semana entre as próximas 6 e 8 semanas. Procure manter os seus objetivos de maneira a integrar aos poucos o exercício físico na sua vida diária. Manter um registro (para os pensamentos ou para o relaxamento) é um ótimo meio de verificar os seus esforços e progressos.

Muitos são os benefícios da atividade física, mas você já observou o quanto somos criativos quando se trata de arranjar desculpas para não praticá-la? Se "estou muito cansado", "não tenho tempo!", "já faço bastante exercício no meu trabalho", "está fazendo tanto frio lá fora", "estou velho demais", "fazer esporte é chato", "tenho coisas mais importantes para fazer" lhe parecem frases familiares, isso não significa que você deve sucumbir a todas essas desculpas e deixar os seus projetos irem pelo ralo. As razões que o impelem a não fazer exercício são muito tenazes e ganharam terreno. Na realidade, funcionaram tão bem que o privam de atender a uma necessidade básica: a de se sentir bem, em um corpo saudável e descansado. A primeira coisa a fazer é, portanto, enfrentar todas essas desculpas a fim de sair desse estilo de vida sedentário e estressante.

Em um primeiro momento, liste todas as oportunidades que você tem de praticar exercício. Essa "investigação" permitirá descobrir, no gerenciamento do seu tempo, momentos que poderia reservar à atividade física. Observe quando você tem alguns minutos disponíveis, nem que seja para caminhar apenas 10 minutos, e tome consciência de todas as desculpas para não o fazer!

Exemplo de um diário de oportunidades para praticar exercício:

| Hora | Oportunidade para fazer exercício | Razões pró ou contra |
|---|---|---|
| 7h45 | Passear com o cão | Sem tempo esta manhã, estou atrasado |
| 8h15 | Ir para o trabalho | Se descer dois pontos antes, caminho um pouco |
| 12 horas | Almoçar | Fico para almoçar no trabalho, ganho tempo. Além disso, parece que vai chover |
| 15 horas | Ir ao correio | Preciso desenferrujar as pernas |
| 17 horas | Voltar para a casa e me deitar no sofá | Eu poderia ir correr, mas estou cansado demais. Não estou em forma agora! |
| 19h30 | Ainda no sofá | Tenho muitas coisas para fazer, mas estou com tanta dor de cabeça. Talvez amanhã |
| 20 horas | Ir correr com um amigo | Sem vontade, está fazendo tanto frio! Amanhã veremos, por que tanta hostilidade? |

Leia atentamente o seu diário e examine as frases que escreveu. Considere cada uma das implicações e consequências das suas frases. Vejamos o exemplo das desculpas mais frequentes:

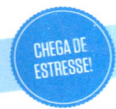

- "Estou cheio de serviço agora".
- "Tenho muito mais o que fazer".
- "Não tenho tempo".

Percebe-se, nesse raciocínio, que fazer exercício não faz parte das suas cinco prioridades mais importantes. Em vez de dizer "não posso praticar esporte", diga "eu decidi não praticar esporte (e assumo a responsabilidade)". É importante retomar o controle da sua vida e dos seus desejos. Se, depois de perceber isso, o fato de fazer um pouco de exercício for realmente importante para você, você acabará encontrando um pouco de espaço na sua vida. Lembre-se de que, para uma pessoa sobrecarregada, o exercício é particularmente importante para eliminar as pressões cotidianas. Sem essa atividade, é provável que você se sinta mais tenso, cansado e sem energia. A sua capacidade de enfrentar o estresse da sua vida agitada correrá perigo! Volte para o 12º dia, sobre a gestão do tempo, e hierarquize as suas necessidades; encontre, no seu dia a dia, um momento para se dedicar à sua atividade física e à sua saúde.

## Esqueça as suas desculpas

Abaixo, você tem uma pequena lista de desculpas, mas você vai encontrar outras:

### "Não tenho tempo"

Talvez você não queira ceder tempo para a prática de exercícios no seu dia a dia. Reflita sobre o lugar e sobre a importância que deseja atribuir ao bem-estar e à forma física na sua vida. O problema não é a questão de tempo, mas de prioridade.

Estude a ideia de praticar esporte antes de ir trabalhar ou então no seu horário de almoço, em vez do final do dia. Se isso lhe parece impossível, não desista. Tente dar um espaço, ainda que mínimo, à atividade física (usar as escadas, descer do ônibus ou do metrô antes do seu ponto habitual, andar 10 minutos a mais todos os dias).

### "Fazer exercício é muito enfadonho"

Será mesmo verdade que todas as atividades citadas anteriormente lhe parecem enfadonhas? Você já experimentou todas elas? Talvez você esteja precisando encontrar um parceiro para praticar exercícios e ter mais motivação? Exercitar-se pode se tornar excitante no final de algumas semanas, especialmente quando você começar a sentir os benefícios.

### "É difícil ter de sair para praticar esporte depois de chegar em casa"

Isso não é realmente um problema em si, já que é possível fazer exercício sem ter de sair de casa. Você pode escolher uma bicicleta ergométrica ou uma esteira: 20 minutos por dia já são suficientes para a sua saúde. Ao mesmo tempo, você pode escutar música ou assistir a um filme. Os DVD de exercícios também são eficazes e práticos, uma vez que estão disponíveis o tempo todo! Se não puder ter esse tipo de equipamento, pode caminhar ou dançar, movimentar o corpo. Em resumo, é totalmente possível ter um nível de exercício físico aceitável, mesmo em casa.

### "Tenho mais de 40 anos, estou velho demais para começar a fazer esporte"

A menos que o seu médico o proíba expressamente de praticar esporte, a idade não é uma desculpa válida. Com um pouco de paciência e de perseverança, é possível adquirir uma boa condição física, não importa quantos anos tenha.

### "Estou com sobrepeso e realmente em má forma física, eu me sinto cansado demais!"

Se você tem motivos médicos que justificam essas preocupações, sempre existe a possibilidade de criar um programa de exercícios adaptados a você com a ajuda de seu médico. Caminhar 30 minutos por dia com passos rápidos é, *a priori*, um exercício sem perigo para a maioria das pessoas. A natação também faz parte dos exercícios sem risco se você estiver acima do peso. Seja realista quanto ao tipo de exercício que for escolher, mas, principalmente, seja constante e engajado, quer o seu objetivo seja caminhar 30 minutos por dia ou treinar para uma maratona.

Se você reconhece as vantagens da atividade física, mas persiste em levar uma vida sedentária, talvez você tenha opiniões negativas demais sobre si mesmo. Esses pensamentos limitantes podem repelir a sua vontade de manter esse programa. Para se motivar, você pode entrar em um grupo ou fazer exercício com um amigo que terá prazer em incentivá-lo. Logo irá perceber que o exercício é feito para todos os tipos de corpos.

Talvez seja difícil compreender, mas a prática moderada de atividade física ajuda realmente a combater o cansaço. Muita gente se exercita, apesar do cansaço. Aliás, muitas vezes, é após praticarmos algum esporte que nos sentimos revigorados. Em geral, tudo melhora depois de superada aquela fase inicial de inércia própria do momento de entrar em ação!

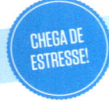

### "Tentei fazer exercício e não deu certo"

A pergunta que deve ser feita é: "por que não deu certo?". Você começou depressa demais ou intensamente demais? Você sentiu dores ou cansaço depois do exercício? Talvez seja a ocasião certa de se dar uma chance a fim de descobrir os benefícios de um programa regular de exercícios físicos.

### "Tenho medo de uma crise cardíaca" ou "Tenho medo de que o meu coração dispare"

Trata-se de um medo mais frequente do que imaginamos. De fato, o esforço produz reações físicas semelhantes ao medo: a respiração fica mais curta, o ritmo cardíaco se acelera, transpira-se ... Nesse caso, o exercício também pode ser muito benéfico, uma vez que permite nos familiarizarmos com essas manifestações físicas para não mais temê-las. Depois, se o medo de um ataque o paralisa, talvez seja o momento ideal para fazer um exame físico completo que irá tranquilizá-lo.

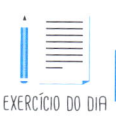
EXERCÍCIO DO DIA

## RUMO A UM PROGRAMA PERSONALIZADO

Agora, apresentamos algumas questões que o orientarão no seu programa personalizado de atividade física. Tenha o cuidado de refletir sobre as respostas e anote-as no seu caderno. Seja honesto consigo mesmo, pois essas respostas vão determinar o sucesso do seu programa de exercícios físicos.

1. Como você se considera fisicamente (0 nada em forma; 10 em ótima forma)? Selecione um número e escreva um comentário, se quiser:

   1  2  3  4  5  6  7  8  9  10

   . . . . . . . . . . . . . . . . . . . . . . . . . . . . . . . . . . . . . . . . . . . . . . . . . . . . . . . .

   . . . . . . . . . . . . . . . . . . . . . . . . . . . . . . . . . . . . . . . . . . . . . . . . . . . . . . . .

2. Qual é o seu objetivo ao seguir este programa de exercícios?

   . . . . . . . . . . . . . . . . . . . . . . . . . . . . . . . . . . . . . . . . . . . . . . . . . . . . . . . .

   . . . . . . . . . . . . . . . . . . . . . . . . . . . . . . . . . . . . . . . . . . . . . . . . . . . . . . . .

3. Você prefere praticar esporte sozinho ou na companhia de outras pessoas?

.................................................

.................................................

4. Você prefere fazer exercício ao ar livre ou em ambiente fechado?

.................................................

.................................................

5. Quanto tempo você pode dedicar por dia ou por semana ao esporte?

.................................................

.................................................

6. Em que parte do dia você prefere fazer exercício? Isso convém ao seu gerenciamento de tempo? Que mudanças você precisa fazer para incluir essa atividade na sua rotina diária?

.................................................

.................................................

7. Quanto você pode investir em equipamento ou em uma academia ou clube?

.................................................

.................................................

Todas essas repostas podem orientar você na escolha do esporte que mais lhe convém, e sobretudo daquele mais prazeroso a você. Certamente, caminhar é um bom meio para começar, ainda mais se você for realmente sedentário. Nadar é uma excelente forma de iniciar lentamente, principalmente se tiver problemas nas articulações ou um pouco de sobrepeso.

## Estabeleça objetivos realistas para o sucesso

A sua marcação vai permitir saber qual é o melhor momento para praticar exercícios. Faça de modo que os seus objetivos sejam realistas e possíveis de serem atingidos: não procure correr meia maratona nos próximos 15 dias. Leve em conta o seu nível atual de exercício, a sua forma física, as suas limitações de tempo, os seus recursos disponíveis e, evidentemente, os seus interesses pessoais.

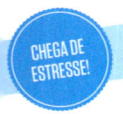

Estabeleça um objetivo por semana e mantenha-o em mente.

- Comprometa-se a seguir o seu programa pessoal pelo menos três vezes por semana durante dois meses.
- Fale sobre ele aos seus amigos, aos seus familiares ou colegas. Eles poderão incentivá-lo a seguir os seus objetivos até o fim e a manter alto o seu nível de motivação. Talvez você desperte vocações!
- A cada semana, escreva o seu objetivo e cole-o em um lugar bem visível.
- Fique atento às desculpas que vão continuar a passar pela sua cabeça e à maneira como vai lidar com elas sistematicamente.
- Pense sempre em se aquecer no início da sessão e em se refrescar no final dela.
- Use roupas largas e calçados confortáveis que lhe darão um bom suporte aos pés e aos quadris.
- A manhã lhe oferece diversas vantagens: uma temperatura mais fresca e menos gente.
- Ao meio-dia, a temperatura é um pouco menos fresca e você verá que muitas pessoas escolhem essa hora para fazer exercício (pausa para o almoço...).
- Fique atento ao calor e à desidratação: beba bastante água, use boné e tenha cuidado com os sinais do seu corpo (fraqueza, cansaço excessivo, tontura).
- No final do dia: temperatura mais agradável, mas muito mais gente!
- Se você preferir fazer exercícios à noite, não se esqueça de usar uma roupa reflexiva e prefira as ruas bem iluminadas.
- Faça os exercícios antes das refeições ou pelo menos 2 horas depois da última refeição.
- Comece lentamente e vá aumentando gradativamente a frequência e a duração.
- Estenda o seu programa pela semana, em vez de fazer uma sessão mais longa uma vez por semana. Na verdade, é melhor evitar fazer exercício uma só vez por semana de modo intenso, pois isso é mais cansativo para o corpo (caminhar é uma exceção).

Experimente começar lentamente e deixe que o seu corpo o guie: isso intensificará os efeitos antiestressantes do exercício físico!

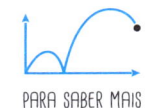

**PARA A NOITE**

- ✔ O exercício físico tem numerosos efeitos benéficos tanto no nível físico quanto no psicológico. É um meio totalmente natural de prevenir e administrar o estresse.
- ✔ O exercício físico ajuda a secretar endorfinas (hormônio do bem-estar) e a fortalecer o sistema parassimpático, que induz períodos de calma.
- ✔ Praticar uma atividade física regular (idealmente 30 minutos, três vezes por semana) ajuda a reduzir a duração e a intensidade de um período de estresse.
- ✔ A atividade física pode criar um círculo virtuoso, pois o corpo e a mente respondem rapidamente ao relaxamento e ao equilíbrio.
- ✔ Escolha bem a sua atividade física: ela deve corresponder à pessoa que você é e, idealmente, lhe proporcionar prazer.
- ✔ Seja paciente e perseverante: faça algumas sessões para verificar os seus primeiros resultados.

**PARA SABER MAIS**

→ RODET, P. & ROMILLY, J. (de). *Se libérer du stress: un médecin urgentiste raconte*. Paris: Eyrolles, 2010.

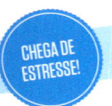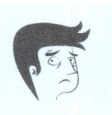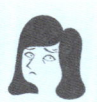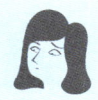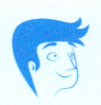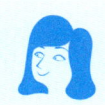

> Eu li que, a todo momento, 5% da população da França sofre de um distúrbio de ansiedade e depressão; que a probabilidade de se ter uma (verdadeira!) depressão é de 20%, e que isso vem aumentando. Vi também que a França está entre os campeões mundiais do consumo de psicotrópicos. Uau! É verdade que não são poucas as pessoas próximas que tomam alguma coisa. Aliás, em certa época, tomei um ou dois remédios quando as coisas não iam bem. Acho que isso me ajudou, mas, na verdade, não sei o que pensar a respeito.

# 18º DIA

## Entendendo os medicamentos

Hoje em dia, inúmeras pessoas que sofrem de estresse seguem um tratamento à base de medicamentos psicotrópicos, isto é, aqueles que têm efeito sobre a psique. Mesmo que um medicamento não seja usado regularmente, pode ajudar a superar um momento difícil da sua vida e dar força para iniciar um processo de melhora, com acompanhamento médico.

### Na família dos psicotrópicos...

Como vimos no início do livro, o estresse é frequentemente a "faísca" para vários distúrbios de ansiedade ou de depressão; é quando cruzamos com um desses distúrbios que ouvimos falar, pela primeira vez, dos ansiolíticos, dos antidepressivos ou dos soníferos. Se você tiver de tomar medicamentos, é importante participar sempre que possível das decisões sobre os tratamentos que serão prescritos a você.

Este capítulo não substitui absolutamente as explicações de um médico, mas procura, principalmente, com base em conhecimentos atuais, oferecer algumas informações sobre os diferentes grupos de medicamentos, sobre a sua eficácia e também sobre os riscos que se deve levar em conta.

> #### Curiosidade
>
> Nos anos 1950, quando os primeiros psicotrópicos foram elaborados (não existia praticamente substância eficaz e os tratamentos usados eram à base de ducha fria, eletrochoques, coma induzido por insulina ou camisa

(cont.)

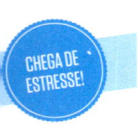
CHEGA DE ESTRESSE!

de força para as patologias mais graves), os médicos e pesquisadores não tinham a mínima ideia de como eles agiam, mas constatavam que tinham efeito. Os conhecimentos sobre os processos metabólicos do cérebro eram relativamente limitados. Em 1952, foi descoberta uma molécula, a clorpromazina, com efeitos evidentes sobre as alucinações e sobre a agitação. Nos dez anos subsequentes, foram descobertas as grandes classes de psicotrópicos (neurolépticos, antidepressivos, benzodiazepinas, medicamentos à base de lítio). Atualmente, existem modelos explicativos, fundamentados em fenômenos bioquímicos, de quase tudo o que se passa no nosso cérebro. Esses modelos ajudam os estudiosos a elaborar novos tratamentos.

Os psicotrópicos são medicamentos que agem no metabolismo do cérebro, o qual é constituído de bilhões de células nervosas, os neurônios, que interagem uns com os outros. Essas células nervosas se comunicam entre si graças a uma zona de contato denominada sinapse. Quando uma célula é estimulada, uma corrente elétrica muito fraca se desloca e libera mediadores químicos – os neurotransmissores –, os quais, por sua vez, estimulam a célula vizinha, que age sobre partes especializadas – os receptores.

Os medicamentos psicotrópicos agem seja na concentração dos neurotransmissores na fenda sináptica, seja na capacidade de se ligar aos receptores. Os mediadores químicos mais conhecidos são a serotonina, o GABA (sigla em inglês para ácido gama-aminobutírico), a dopamina e a noradrenalina. Supõe-se que, em caso de distúrbio, há neurotransmissores de mais ou de menos, o que perturba a comunicação entre as diversas células. O uso de um medicamento serve para reativar essa comunicação e restabelecer o equilíbrio. É difícil fazer os medicamentos atuarem só em certas zonas de contato, e isso causa, algumas vezes, efeitos indesejáveis. A ciência descobriu que havia bilhões de minúsculas redes de microcircuitos em somente 1.500 gramas de matéria – o peso do cérebro humano.

Imaginemos o seguinte exemplo: o seu chefe o critica, e com isso todo o seu corpo reage. O seu coração começa a bater descompassado, a sua atenção se amplifica. Essa reação é provocada pela adrenalina liberada em grande quantidade no corpo para responder a esse tipo de situação. A adrenalina não é a causa da reação; foi a situação que provocou a liberação da adrenalina. Assim sendo, é importante sublinhar dois aspectos a respeito do uso dos psicotrópicos:

- esses medicamentos não têm função "curativa". Funcionam como uma "aspirina da mente", o que já é importante, em muitos casos, mas, em resumo, eles não fazem mais do que aliviar e acalmar um ou mais sintoma(s). Mais ou menos como se jogassem você em alto-mar sem que soubesse nadar: a boia permitiria que você mantivesse a cabeça e até mesmo a parte superior do corpo fora da água (portanto, você não afundaria), mas não o ensinaria a nadar!
- esses medicamentos são muito prescritos na França, superando todos os países ocidentais (tanto quanto nos Estados Unidos, com população quatro vezes maior e onde a publicidade é autorizada), o que é bastante preocupante.

As duas principais categorias de medicamentos são as seguintes: os tranquilizantes (e soníferos) e os antidepressivos.

## Os tranquilizantes e soníferos

São os psicotrópicos mais prescritos. Têm o efeito de acalmar, de diminuir a ansiedade e de favorecer o sono. Os médicos os prescrevem bastante também em casos de estresse ou de incômodos indeterminados.

Os medicamentos à base de benzodiazepina constituem o maior grupo de tranquilizantes e soníferos. Atuam no sistema GABA para atenuar a percepção dos estímulos que chegam ao organismo. Os mais frequentemente prescritos são o diazepam, lorazepam, zolpidem (sonífero), alprazolam, zopiclona e bromazepam.

Há uma grande variedade de opções, mas, em geral, quando o nome genérico do medicamento termina por "-epam" (bromazepam, lorazepam, etc.), trata-se de uma benzodiazepina.

Esses medicamentos proporcionam um relaxamento que pode durar de 5 a 30 horas: a ansiedade diminui e os músculos se descontraem. Em geral, são bem tolerados e apresentam poucos efeitos indesejáveis (para algumas pessoas, causam notadamente distúrbios de memória). É preciso evitar totalmente o consumo de álcool quando se tomam as benzodiazepinas. O aspecto mais temível desses medicamentos é o risco de dependência, que é muito alto e que, consequentemente, deve ser levado muito a sério. Consulte sempre o seu médico para saber qual é

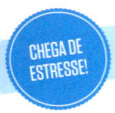

o medicamento ideal para o seu caso, a dosagem e a duração de trata-mento adequada.

Quando uma pessoa toma essa substância durante vários meses, o risco de dependência aumenta, caracterizada por uma enorme necessidade de tomar o medicamento, notadamente em doses cada vez mais altas para sentir os efeitos iniciais. No plano físico, a suspensão do medicamento provoca sintomas típicos da desintoxicação: ansiedade, insônia e agita-ção (frequentemente com mais intensidade que antes), dores de cabeça, tensões musculares, câimbras e depressão.

### Os perigos da suspensão da ingestão das benzodiazepinas

A suspensão brusca da ingestão das benzodiazepinas é perigosa para a saúde: pode prolongar os distúrbios (aparecimento ou agravamento da insônia, da ansiedade, do distúrbio do pânico, das fobias, do nervosismo, da agressividade, dos pesadelos...).

As suspensões demasiado curtas ou a substituição dos medicamentos psi-cotrópicos por outros (antidepressivos, antipsicóticos ou outra classe de ansiolíticos) devem ser tratadas com grande prudência. Uma suspensão bem-sucedida supõe idealmente um procedimento gradativo, depois de reunir toda a informação necessária e se assegurar do apoio, se possível ativo, do seu médico e do seu círculo de relações.

Os princípios comprovados de desintoxicação das benzodiazepinas – ver o método da professora Heather Ashton[1] – preconizam as reduções muito gradativas que não excedam a 10% da dose em uso a cada duas ou três semanas e intervalos de redução bem longos.

---

[1] O protocolo da professora Heather Ashton está disponível no site: www.benzo.org.uk.

Se o seu médico está prescrevendo um remédio dessa categoria há vários meses, fale com ele a respeito, faça perguntas referentes à suspensão da ingestão.

Quanto aos soníferos, seu consumo também não deveria se estender por um período longo demais. A composição química é diferente da composição das benzodiazepinas, mas o medicamento age também no sistema GABA.

## Os antidepressivos

Os antidepressivos servem, em primeiro lugar, para cuidar da depressão, mas podem também ser prescritos em casos de forte ansiedade. Nesses quadros, o tratamento funciona, pois a quantidade de mediadores químicos (serotonina e noradrenalina) é insuficiente na fenda sináptica, o espaço entre duas células nervosas. Após a sua liberação, eles são capturados pela célula nervosa ou eliminados pela fenda sináptica. Muitos antidepressivos agem impedindo essa recaptura (os IRS – Inibidores da Recaptura de Serotonina). Essa categoria é a mais bem tolerada. A maioria age sobre os neurotransmissores, retardando a sua eliminação (os inibidores da monoamino oxidase ou IMAO).

Existem cerca de quarenta antidepressivos diferentes. Entre os mais prescritos estão o venlafaxina, sertralina, paroxetina, citalopram, mirtazapina e fluoxetina. Eles se diferenciam conforme o seu modo de ação bioquímica, mas também conforme os seus efeitos sobre as pessoas. Alguns estimulam, enquanto outros são sedativos e dão sono.

Em geral, há melhora de humor e as pessoas têm mais vontade de retomar as suas atividades. Em contrapartida, são frequentes os efeitos colaterais dos antidepressivos: boca seca, transpiração, ganho de peso, náuseas, diminuição da libido. Informe-se com o seu médico ou com o seu farmacêutico sobre as características da medicação e possíveis contraindicações. É útil saber que existem outras possibilidades naturais, tendo sido realizados inclusive estudos muito sérios a respeito da eficácia do SAM-E, uma molécula natural (tão eficaz quanto um antidepressivo clássico), do 5-HTP e do hipérico.

# Alternativas naturais

A medicina progrediu espetacularmente nos últimos cinquenta anos. O nosso objetivo não é contraindicar os medicamentos psicotrópicos, mas apresentar alternativas mais naturais. Nada o impede de combinar esses remédios a fim de obter os resultados que lhe convêm.

A seguir, apresentamos algumas opções para lidar com o estresse por meios naturais:

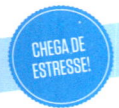

### O magnésio e a vitamina B6

O magnésio é um antiestressante por excelência: quando temos carência desse mineral, a nossa vulnerabilidade ao estresse aumenta significativamente. Por exemplo, quanto menos magnésio temos, mais sensíveis nos tornamos ao ruído. E, evidentemente, quanto mais sensíveis estamos ao ruído, mais estressados ficamos, e mais magnésio extraímos das nossas reservas. Aliás, o déficit em magnésio é o déficit micronutricional mais frequente. A sua ação é simples: ele reduz o estresse, impedindo a elevação do cortisol e oferecendo aquilo de que o corpo necessita para ganhar energia. Muitas vezes, é associado à vitamina B6, que reforça a sua ação, fixando-o nas células. A vitamina B6 também ajuda o cérebro a fabricar duas substâncias, o GABA e a serotonina, de que dependem a descontração física e o bem-estar. O magnésio é encontrado naturalmente nos legumes verdes, nos cereais integrais, nas frutas oleaginosas (amêndoas, nozes), no chocolate e em algumas águas minerais.

### A vitamina C

É uma vitamina importante por duas razões: é antioxidante (e o estresse produz radicais livres ao queimar mais calorias) e reduz a secreção de cortisol. Os estudiosos encontraram uma elevação mínima da pressão arterial e uma secreção mínima de cortisol causadas por um estresse psicológico depois da ingestão de vitaminas C. Isso se verificou em um estudo efetuado com dois grupos de 54 pessoas, em comparação ao grupo placebo. A vitamina C é naturalmente encontrada nas frutas vermelhas (morango, cranberry), nas couves, nas frutas cítricas, no kiwi, no espinafre, na batata-doce e no tomate.

### A valeriana

Essa planta tem ação sedativa e relaxante. Um estudo realizado em 2001 com 24 pessoas revelou que a ingestão de 600 mg de extrato de valeriana por dia atenuava a reação ao estresse. Além de baixar a pressão arterial e de desacelerar o ritmo cardíaco, a valeriana diminui também a tensão nervosa. Outros estudos revelam que ela reduz o tempo de dormida e melhora a qualidade do sono. A Organização Mundial da Saúde (OMS) reconhece o uso da valeriana para tratar da agitação nervosa e da ansiedade, bem como dos distúrbios do sono que delas decorrem.

Os efeitos da valeriana poderiam ser acrescentados aos de outras plantas sedativas, tais como o lúpulo, a camomila, a melissa, a passiflora, etc.

## O lúpulo

A Comissão Europeia aprovou o uso do lúpulo para combater a agitação, a ansiedade e os distúrbios do sono. Entretanto, não disponibilizaram dados clínicos que permitam confirmar seus efeitos específicos.

Em contrapartida, associando o lúpulo à valeriana, os resultados indicam que a combinação das duas plantas pode efetivamente diminuir o tempo de dormida e a frequência dos despertares noturnos. Essa combinação se revelou tão eficaz para melhorar o sono quanto os soníferos sintéticos (benzodiazepina), e demonstrou ainda que atua no sistema nervoso central.

## O ginkgo biloba

O ginkgo biloba age sobre os receptores das benzodiazepinas periféricas e os seus efeitos benéficos são sentidos em aproximadamente sete dias. Um estudo controlado, com setenta jovens, demonstrou que a ingestão de um extrato de ginkgo biloba limitava o aumento da pressão arterial no momento de um estresse sem que o ritmo cardíaco fosse afetado.

## A passiflora

Um estudo realizado em 2001 descobriu que a passiflora se iguala em eficácia ao oxazepam (uma benzodiazepina). Ela tem início de ação mais rápido, apresenta menos efeitos colaterais e nenhuma alteração do desempenho no trabalho, ao contrário de outras prescrições medicamentosas ansiolíticas. Outro estudo duplo-cego demonstrava que os pacientes que recebiam uma dose simples de passiflora antes de uma intervenção cirúrgica tinham menos estresse e nenhum efeito secundário sedativo.

## O GABA

O ácido gama-aminobutírico ou GABA é o principal neurotransmissor inibidor do sistema nervoso central. É responsável pelo bloqueio da transmissão de uma impulsão de uma célula a outra e coopera para a calma e a tranquilidade por meio do metabolismo do cérebro. O GABA pode ajudar a reduzir os sentimentos de estresse emocional. Dois estudos são especialmente de nosso interesse: o primeiro avaliou o efeito do GABA

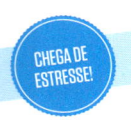

nas ondas cerebrais de treze pessoas. Sessenta minutos após a administração, o GABA aumentou significativamente as ondas alfa e beta. Esse estado induz nas pessoas um sentimento agradável de descontração. O segundo estudo mostrou que o GABA funciona como um relaxante natural, cujos efeitos podem ser sentidos 1 hora após a sua administração.

## O ômega 3

Os ácidos graxos poli-insaturados ômega 3 têm ação ansiolítica e antidepressiva, conforme atestaram numerosos estudos efetuados. Além disso, a sua presença nas membranas celulares assegura uma boa comunicação e uma boa plasticidade entre os neurônios. Uma alimentação rica em ômega 3 aumenta a experiência de prazer, a produção de dopamina e a sensação de bom humor. Ele é naturalmente encontrado no óleo de colza, no óleo de linhaça, nos peixes gordurosos (salmão, cavala, arenque, sardinha, atum, truta, enguia, anchova) e nas oleaginosas de casca dura (avelãs, amêndoas, pistaches).

## O 5-HTP

Esse aminoácido, que o nosso organismo produz a partir do triptofano (outro aminoácido presente nos alimentos proteicos, como as aves, as leguminosas e os laticínios), é reconhecido por aumentar a produção de serotonina no cérebro. Atribui-se a ele um papel essencial na regulação do humor, da ansiedade, do apetite e do sono.

Mais de trinta estudos realizados entre 1960 e 1980 tiveram como objetivo detectar a eficácia do 5-HTP. Os resultados são muito positivos, mas não permitem concluir se ele é tão eficaz quanto os antidepressivos habitualmente prescritos. Os experimentos sobre o estresse demonstraram que o 5-HTP pode diminuir moderadamente os distúrbios ansiosos, bem como os terrores noturnos nas crianças de 3 a 10 anos.

## A luminoterapia

Durante os meses de inverno, cerca de 25% das pessoas sofrem mais de fadiga e de alguma depressão ligada à falta de luz. Uma equipe de pesquisadores da Universidade de Viena revelou que uma exposição reduzida à luz solar pode ocasionar mudanças psicológicas e físicas, agindo sobre os receptores de serotonina: baixa autoestima, tristeza, baixa de energia, estresse latente, aumento de apetite, tempo de sono mais longo. Uma exposição cotidiana de 30 minutos à luz natural intensa ou a uma lâmpada de luminoterapia de 10.000 lux (posicionada a 60 cm de distância) é suficiente para melhorar o humor.

## O sono

É ao dormir que o organismo vai recarregar as suas baterias. Então, é importante dormir... o tempo necessário. A maioria da população se satisfaz com 8 horas de sono. Porém, mais do que uma duração, são principalmente o bem-estar ao despertar e a sensação de satisfação que contam.

Uma boa maneira de ter a sua cota de sono é levantar todos os dias à mesma hora, o que fixará a hora do sono na véspera.

MEDITAÇÃO

PARA A NOITE

- ✔ Os medicamentos psicotrópicos – ou seja, que agem no cérebro – podem ajudar a superar um momento difícil. Não têm virtudes curativas, mas acalmam os sintomas.
- ✔ Os psicotrópicos mais prescritos, em casos de estresse agudo, são os ansiolíticos, os antidepressivos e os soníferos.
- ✔ É importante para você participar, sempre que possível, das decisões sobre os medicamentos que serão prescritos a você.
- ✔ A ingestão de benzodiazepinas durante um período superior a doze semanas tem o risco de causar dependência. Deve-se evitar suspender um tratamento de um dia para outro. Fale com o seu médico e ele o aconselhará sobre um método de abstinência adequado.
- ✔ Existem outras soluções naturais e eficazes: o GABA, as plantas – tais como a valeriana, ou o lúpulo –, o ômega 3, o 5-HTP ou a luminoterapia.

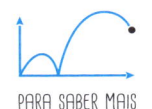

PARA SABER MAIS

→ Gérard, A. *Du bon usage des psychotropes: le médecin, le patient et les médicaments*. Paris: Albin Michel, 2005.

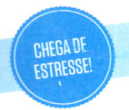 

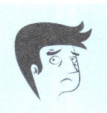 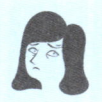 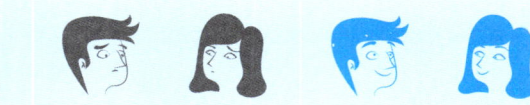

"PIERRE, AGORA ME DOU CONTA DE TUDO AQUILO QUE NÃO TENTEI OU NÃO EMPREENDI PORQUE NÃO ME SENTIA PREPARADA, PORQUE TINHA MEDO DO RIDÍCULO, PORQUE QUERIA QUE TUDO FOSSE PERFEITO LOGO DE CARA, A COMEÇAR POR MIM... E, NO ENTANTO, NÃO HÁ UM ÚNICO PROCESSO DE APRENDIZAGEM QUE VALHA A PENA QUE NÃO PASSE POR TENTATIVAS E ERROS, POR UMA MELHORA GRADATIVA POR MEIO DO *FEEDBACK*, DA OBSERVAÇÃO DOS OUTROS, DA REPETIÇÃO DESAJEITADA NO INÍCIO. OUSAR SE ENGANAR, PERMITIR A SI MESMO SER IMPERFEITO, ACEITAR QUE ESTAMOS DE PASSAGEM, QUE FAZEMOS O MELHOR POSSÍVEL E QUE ISSO JÁ ESTÁ BOM... SE ME CONVENCESSE DISSO, CERTAMENTE EU ME DESESTRESSARIA! OSCAR WILDE JÁ DIZIA QUE 'A EXPERIÊNCIA É O NOME QUE CADA UM DÁ AOS SEUS ERROS'. NINGUÉM É PERFEITO! POR QUE TENHO TANTA DIFICULDADE EM VALIDAR ISSO A MIM MESMA?"

# 19º DIA

## Aceitando ser perfeitamente imperfeito

Viver não é fácil. Todos nós temos uma história pessoal e particular, provavelmente feita de frustrações, de limitações, de contrastes. Por que falar de imperfeições, se procuramos nos tornar melhores? Aprimorar-se não significa tornar-se perfeito ou infalível.

Na nossa busca por aperfeiçoamento, às vezes nos afastamos do que realmente importa.

### Um obstáculo para a felicidade: o perfeccionismo

Quantas pessoas não conhecemos que parecem ter tudo para viver na felicidade e que, assim mesmo, vivem na insatisfação permanente?

Vejamos o exemplo do estudo de Shawn Achor a respeito dos estudantes de Harvard: de acordo com esse estudo, feito em 2004, de cinco estudantes, quatro sofriam de depressão e de estresse em um importantíssimo ano universitário, e isso os paralisava. Entretanto, esses mesmo alunos estudavam em uma das mais prestigiosas universidades do mundo! Shawn Achor, então, concluiu que, para um desses cinco estudantes, frequentar Harvard era um privilégio, um sucesso em si, enquanto que para os outros quatro, em virtude da competição inerente ao estilo de vida que levavam, Harvard não era mais um privilégio, mas sim um combate, um trabalho hercúleo!

Na maioria dos relatos de pessoas frustradas, descobrimos uma característica particular que, durante muito tempo, figurou como uma qualidade indispensável, especialmente nas entrevistas de emprego: o perfeccionismo!

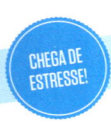
CHEGA DE ESTRESSE!

A terapia cognitiva e, mais recentemente ainda, a psicologia positiva (ver 6º e 15º dias) se dedicaram a estudar essa característica. Em seu livro, *The Pursuit of Perfect: How to Stop Chasing Perfection and Start Living a Richer, Happier Life*, Tal Ben-Shahar relata a sua preocupação com o perfeccionismo, a sua compreensão do fenômeno e a necessidade de aceitar a imperfeição a fim de viver de maneira mais livre. Consciente de que o perfeccionismo não desaparece completamente e não há um momento-chave a partir do qual deixamos de rejeitar o fracasso, as emoções dolorosas e, às vezes, até mesmo o sucesso, Ben-Shahar nos oferece uma reflexão convincente a respeito de como se tornar um "otimista" em vez de um perfeccionista.

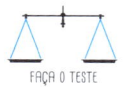
FAÇA O TESTE

## É GRAVE, DOUTOR?

Aqui, você tem um pequeno teste de avaliação criado pelo psiquiatra americano David Burns sobre o perfeccionismo. Responda utilizando o seguinte código:

*+ 2 = concordo totalmente; + 1 = concordo em parte;*
*- 1 = não concordo; - 2 = discordo totalmente.*

| | Questões | Concordo totalmente | Concordo parcialmente | Não concordo | Discordo totalmente |
|---|---|---|---|---|---|
| 1 | Se eu não me impuser critérios altos, corro o risco de não me tornar bom em nada | | | | |
| 2 | Provavelmente vão ter uma opinião ruim de mim se eu cometer um erro | | | | |
| 3 | Se não for para fazer algo perfeitamente, prefiro não fazer nada | | | | |
| 4 | Eu ficaria desanimado se cometesse um erro | | | | |

(cont.)

| | Questões | Concordo totalmente | Concordo parcialmente | Não concordo | Discordo totalmente |
|---|---|---|---|---|---|
| 5 | Se me esforçar, posso conseguir fazer maravilhosamente tudo o que comecei | | | | |
| 6 | Tenho vergonha quando mostro as minhas fraquezas ou quando me comporto de maneira idiota | | | | |
| 7 | Eu não deveria cometer várias vezes o mesmo erro | | | | |
| 8 | Um resultado médio não pode me satisfazer | | | | |
| 9 | Eu me sinto diminuído quando fracasso | | | | |
| 10 | Se eu almejar uma vida que está acima das minhas ambições, isso me ajudará a fazer o melhor que puder | | | | |
| | **Total** | | | | |

Some todos os pontos. Quanto mais alto for o seu resultado (mais de 16 pontos), mais perfeccionista você é.

Muitas vezes, o perfeccionismo tem as suas origens no meio familiar, em que o amor e a aprovação vêm por meio do desempenho: uma criança que recebe poucos reforços positivos tentará sistematicamente se superar para os obter. Às vezes, os pais aprovam, mas de maneira desinteressada e insuficiente para as necessidades do filho.

O perfeccionismo não é inato e, afortunadamente, com tudo o que já sabemos sobre a nossa capacidade de mudar o nosso comportamento, podemos adotar comportamentos mais justos, benevolentes e saudáveis.

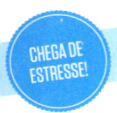

## I can get no satisfaction!

Falemos claramente: o perfeccionista nunca está satisfeito, escolhe objetivos difíceis, até mesmo impossíveis de atingir e, ao mesmo tempo, recusa o sucesso. Chega a negar a realidade, e paga muito caro por isso (angústia, estresse...) porque, no seu universo de fantasia, ele deseja que não haja fracasso nem dor. Colocando o obstáculo muito no alto, como ele poderia se sentir à altura de ultrapassá-lo?

O otimista, em compensação, está mais focado na realidade. Tira lições dos seus fracassos para se sair mais forte de uma determinada situação. A sua força reside na aceitação da realidade que faz a sua vida claramente mais enriquecedora: ele não está em modo de luta, mas em modo exploratório, uma vez que o fracasso é natural (mesmo que não seja agradável). Recordemos o 10º dia: eu avanço, eu recuo. Ao experimentar as diferentes ferramentas deste trabalho, você se tornará um futuro otimista, principalmente aceitando a ideia de tentar coisas diferentes na sua vida com um objetivo bem preciso. Isso não significa que você conseguirá lidar imediatamente com o seu estresse da melhor maneira possível... Você dará o melhor de si mesmo para administrá-lo aceitando a realidade, conciliando-se com ela. Tornar-se otimista, segundo Tal Ben-Shahar, "considerando o ideal não como uma terra distante que alcançaremos um dia, mas sim como uma estrela que nos guia de longe". Como diz também Carl Rogers, o pai da terapia humanista, "uma vida plena é um processo, não um estado. É uma direção que tomamos, não um destino ao qual se chega".

Ninguém é 100% perfeccionista ou otimista. Podemos ser mais perfeccionistas em alguns domínios do que em outros, entretanto, a maior diferença entre os dois é que o medo do fracasso é a força motriz do perfeccionista. Essa força o guia para que não caia, tropece ou se afaste do seu objetivo. Ele pode fazer um esforço titânico para conseguir inserir a realidade em seu estilo de vida, mas é aí que começam os problemas.

Portanto, é modificando o tipo e o conteúdo dos seus pensamentos que você pode diminuir o perfeccionismo. De fato, modificar as suas expectativas, as suas crenças negativas e as suas previsões lhe permitirá ter uma visão realista das suas atitudes. Estas são algumas pistas:

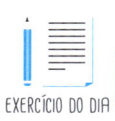
## UM PROCESSO PERFEITAMENTE IMPERFEITO

Experimente seguir este processo de questionamento e de prática sobre o seu desejo de perfeição.

- *Confronte* a validade lógica dos seus pensamentos perfeccionistas com perguntas como: "O que implica não ser perfeito?", "Qual é a pior coisa que pode me acontecer?".
- *Demistifique* certos medos irreais ou irrealistas, reações ansiosas e suas consequências.
- *Teste a hipótese seguinte*: inscreva as suas predições quanto à realização de um acontecimento que você teme. Analise, depois, a confirmação ou a anulação desses temores.
- *Reatribua as responsabilidades.* Alguns acontecimentos são inevitáveis e, às vezes, não temos real controle sobre eles. Estabeleça bem a diferença entre se responsabilizar demais por situações incontroláveis e exercer influência de forma responsável sobre as situações que dependem de você.
- *Faça uma relação* dos benefícios e dos inconvenientes de ser perfeccionista.
- *Assuma riscos*: comece por pensar em algo que você gostaria de fazer, mas que hesita em começar por medo de não conseguir. Procure sair da sua zona de conforto, relativizando os riscos de um fracasso.
- *Peça a ajuda dos outros*: pergunte a eles o que pensam sobre as suas ações, e reconheça os seus erros se tudo não ocorrer como você deseja. Felicite-se quando der certo.
- *Autorize-se a questionar os seus próprios erros*: descreva uma situação em que você fracassou e reflita, a distância, sobre os aspectos positivos desse fracasso.

O otimista também não gosta de falhar, mas compreende que, às vezes, isso é necessário e que é o único meio de aprender. O seu percurso é, então, imaginado como uma espiral, um tanto acidentada, em que se desviar não se torna tão catastrófico e não é necessariamente aterrorizante. O fracasso pode ser doloroso, mas o otimista sabe se sair dele usando o tempo de digerir e de compreender as causas. Ele também sabe que haverá desvios, às vezes agradáveis e desejáveis, às vezes, não! A sua visão é mais complexa, nuançada e adaptável: ele procura benefícios

1
2
3
4
5
6
7
8
9
10
11
12
13
14
15
16
17
18
19º DIA
20
21

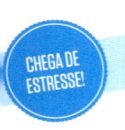

eventuais e se abre para as opiniões externas, aprendendo a partir do fracasso. Como você viu na metade deste programa, quando há mudança, os revezes, os contratempos, os imprevistos e as dificuldades fazem parte do processo. Um otimista terá oportunidade de acolher essa mudança mais positivamente do que um perfeccionista o faria. Este não se concentrará na caminhada para ir de um ponto A a um ponto B a fim de atingir a sua meta porque, para ele, o processo não tem significado: ele só enxerga uma sucessão de obstáculos a transpor para chegar até aquele famoso ponto B. A vida se transforma em uma luta, em uma competição. Assim, ele vê o seu percurso com uma atitude mais defensiva, minuciosa, dura, até mesmo rígida ("é preto ou branco, não há nuance").

Considere isto: "O fracasso é uma opção!". Não acreditando nisso, você estará negando duas verdades a respeito da sua vida:
- a primeira: nós não somos perfeitos!
- a segunda: no fim das contas, não temos controle sobre tudo!

Quando obedecemos às leis do perfeccionismo, somos logo contaminados pelo vírus da dúvida, da falta de confiança que devora paulatinamente os nossos talentos e a nossa vida. Quando obedecemos a essas leis, julgamos não encontrar alternativas para termos valor enquanto pessoas. E, uma vez que não somos realmente uma mãe perfeita, um colaborador impecável ou um amigo sem defeitos, tornamo-nos condenáveis e, então, não merecemos, enfim, o amor, o nosso cargo ou simplesmente a vida que temos. Com muita frequência, observamos nos perfeccionistas uma autoimagem deteriorada, estresse, ansiedade e procrastinação, entre outros.

Fica difícil enfrentar isso quando se passa uma grande parte da vida em busca do perfeccionismo...

## A lei dos 80/20

No 12º dia, dedicado à gestão do tempo, vimos aquela regra essencial do 80/20, do economista Vilfredo Pareto, que explicava, já naquela época, que cerca de 20% dos países eram detentores de 80% das riquezas. Essa regra tem múltiplas aplicações. Eu poderia, por exemplo, fazer 80% de um trabalho em 30 minutos, o que, muitas vezes, será suficientemente bom, enquanto os 20% restantes poderão tomar 3 horas a mais para o meu valor agregado muito limitado. Você pode refletir a respeito da aplicação dessa lei na sua vida. Em que domínios você gostaria de fazer menos? E em que domínios você desejaria investir esse tempo?

## Benevolência *versus* perfeccionismo

Evidentemente, por trás do perfeccionismo se esconde um medo: o de expor as nossas fraquezas, as nossas falhas. Como diz Leonard Cohen, "há uma fissura, uma fissura em tudo. É assim que entra a luz". As imperfeições se tornam o nosso marcador pessoal de realizações.

Alguns estudiosos se dedicaram a estudar um sistema interno que cada indivíduo pode desenvolver e que proporciona calma e sentimento de segurança interna. Esse sistema, natural no ser humano, pode ser produzido, como prova um estudo desenvolvido por Kelly, Zuroff e Shapira, em 2009. Esses pesquisadores distribuíram aleatoriamente a 75 pessoas que sofriam de acne uma das três seguintes condições: exercício de autocompaixão apaziguante (com criação de imagens mentais e discurso interior), resistência à autodepreciação (imagens mentais), e o terceiro grupo seria o de controle (em lista de espera), por um período de duas semanas. O primeiro grupo relatou uma diminuição do sentimento de vergonha, do estresse, um melhor funcionamento social e uma melhora dos sintomas de acne, comparado ao grupo de controle. O segundo grupo teve resultados sensivelmente idênticos, porém, com mais autocrítica no início do estudo.

Os pesquisadores demonstraram que a autocompaixão pode promover mudanças benéficas, acompanhadas de comportamentos de autorregulação. Isso se deve à redução dos estados emocionais negativos e da autodepreciação. Os indivíduos treinados à autocompaixão reagem melhor aos eventos estressantes e costumam cuidar mais de si.

É importante ressaltar: nos momentos difíceis, a autocompaixão se mostra mais útil do que a autoestima. De acordo com o psicólogo Mark Leary:

> *A autocompaixão ajuda a impedir que se acrescente uma camada de culpa aos aborrecimentos que já nos afligem. Se aprendermos a ficar melhor apenas em nossa mente, mas continuando a nos autoflagelar*

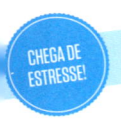

*quando fracassamos ou nos enganamos, não poderemos enfrentar a angústia sem nos colocarmos imediatamente na defensiva.*

## O poder da vulnerabilidade

A psicóloga Brené Brown passou os últimos dez anos estudando o poder da vulnerabilidade no ser humano. Ela aborda a vulnerabilidade como uma verdadeira força, e não como um indício de fraqueza. Para algumas pessoas, é simplesmente impossível se mostrar vulnerável. Elas preferem esconder a sua vergonha, o seu medo, e assumir mais coisas do que deveriam na vida pessoal ou profissional. Não há dúvida de que isso gera sofrimento: nós nos desconectamos dos outros, de nós mesmos e, quando julgamos fazer bem em nos desconectar do nosso medo, anestesiamos a alegria, a gratidão e a felicidade.

A mensagem de Brené Brown sobre a vulnerabilidade é:
- a nossa vulnerabilidade é o melhor e o mais confiável indicador de coragem;
- a vulnerabilidade é a fonte da inovação, da criatividade e da mudança.

Quando nos mostramos vulneráveis, tornamo-nos autênticos; a confiança, a humildade e a empatia que adquirimos e demonstramos no dia a dia são benéficas a todos. As nossas relações se enriquecem, a nossa qualidade de vida e a nossa autoestima também!

No próximo capítulo, veremos a importância da autoestima, mas não podemos esquecer que a nossa sociedade ocidental apostou muito nessa noção em detrimento da autocompaixão, que é, contudo, um elemento do nosso bem-estar.

E você, demonstra autocompaixão? Em que domínios você é mais compassivo? Em que domínios você poderia ser mais tolerante?

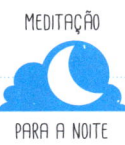

MEDITAÇÃO

PARA A NOITE

✔ O perfeccionismo não é inato: surgiu de uma convicção que nega a realidade do fracasso e da dor, e isso gera muita insatisfação.

✔ É mais produtivo se aceitar com as próprias imperfeições, tirar lições dos fracassos e tentar, de forma pragmática, ser mais maleável diante dos imprevistos da existência.

✔ Para enfrentar o perfeccionismo, há de se desmistificar a ideia de que ser imperfeito é a pior coisa que pode acontecer, pois trata-se do contrário: conscientize-se dos benefícios do seu perfeccionismo, mas também dos seus principais inconvenientes.

✔ Seja mais otimista: assuma riscos, saia da sua zona de conforto e aceite fracassar, se for necessário, para atingir os seus objetivos.

✔ Cultive a benevolência para consigo mesmo. Substitua a autoflagelação por um diálogo interior mais compreensivo e tranquilizante.

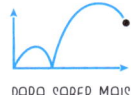

PARA SABER MAIS

→ Achor, S. *Comment devenir un optimiste contagieux*. Paris: Belfond, 2012.

→ Domar, A. *Être heureux sans être parfait* [Título em português: *Você pode ser feliz sem ser perfeita*]. Paris: Marabout. 2008.

→ Ben-Shahar, T. *L'apprentissage de l'imperfection*. Paris: Belfond, 2011.

19º DIA

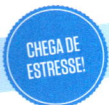
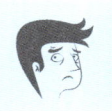
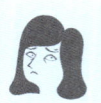
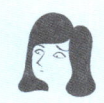
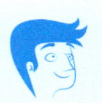
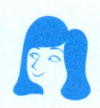

> O que você estava dizendo ontem, Sandrine, sobre a necessidade de se aceitar como imperfeito, ressoa em mim... Acho que boa parte do estresse tem sua origem na falta de benevolência ou de autoestima (você diria 'compaixão' ou 'amor', isso me parece um pouco feminino). Eu vejo isso como uma confiança insuficiente na minha capacidade de lidar com as coisas; às vezes vem como um sentimento de que não sou tão bom, que outros fazem melhor que eu, que não estou à altura. O pior é que algumas pessoas me acham arrogante; mal sabem elas... Estou pensando no que disse Goethe: 'É um grande erro se achar mais do que se é e se estimar menos do que se vale'. Você aceita, Sandrine, me dizer de vez em quando que eu sou bom?

# 20º DIA

## Eu me amo, logo existo

Sem a autoestima, é bem difícil ocupar um lugar, fazer-se ver e ouvir. Definida como o juízo ou a avaliação que se faz de si mesmo e do seu valor pessoal, ela indica em que medida nos julgamos capazes, válidos, importantes, segundo as normas pessoais. Portanto, é um valor profundamente subjetivo. Digamos, é a reputação que se tem de si mesmo. Os estudos mostram que as pessoas que têm consciência do seu próprio valor criam vínculos com as outras de modo mais autêntico. A coragem (etimologicamente, vem de "coração") de se revelar aos outros se apoia nessa autoestima, no sentimento de ter valor, de ser aceito, mesmo sabendo ser imperfeito, como vimos no dia anterior.

### Sobre pulgas e elefantes

Você conhece os circos de pulgas? São espetáculos montados em minúsculos picadeiros em que as pulgas, após um período de adestramento, são capazes de fazer exercícios muito simples. É preciso saber que a etapa inicial do treinamento dessas pulgas consiste em dissuadi-las de saltar a fim de poder manipulá-las facilmente para que possam executar corretamente os seus números durante o espetáculo. Mas como se faz para persuadir uma pulga a abandonar o hábito profundamente enraizado de saltar, se é impossível se comunicar com ela para lhe transmitir essa ideia? O método é muito simples: as pulgas são fechadas em recipientes de vidro planos, nos quais ficam livres para saltar à vontade. Mas, evidentemente, cada salto representa para elas uma terrível colisão. Finalmente, chega um momento em que, de tanto se baterem, as pulgas compreendem que devem parar de saltar.

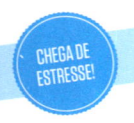

Na Índia, do mesmo modo, existe o costume de prender, com uma corda, um bebê elefante em uma estaca colorida. Ao chegar à idade adulta, o elefante permanecerá preso a essa estaca colorida por uma corda da mesma grossura, ainda que, se fosse amarrado em uma árvore com uma corrente, ele seria capaz de arrancá-la com a raiz puxando-a pelos elos de ferro que o prendem.

O ser humano pode funcionar de maneira similar. O que assimilamos sobre nós mesmos quando crianças persiste até a idade adulta. Mesmo que não seja verdade, agimos como se fosse. Felizmente, temos a capacidade de mudar e de fazer escolhas mais conscientes. Podemos aprender a nos perceber diferentemente, a nos julgar positivamente – se isso não estivesse acontecendo até então –, e de nos dar valor: é o que chamamos de uma boa autoestima!

Mas o que está fazendo o conceito de autoestima em um programa de gestão do estresse? É simples: ter uma autoestima sólida pesa muito positivamente na balança, uma vez que o valor que nos atribuímos pode modificar a nossa maneira de enfrentar os fatores estressantes. Pesquisas efetuados a respeito da relação entre o estresse e a autoestima revelaram uma correlação positiva dos dois fatores. Isso ficou provado pelo estudo do psicólogo Reda Abouserie (1984), que mostrou que os estudantes que tinham melhor autoestima eram capazes de administrar melhor os seus estresses decorrentes da nova vida universitária (estudar de forma autônoma, gerir um orçamento, enfrentar responsabilidades variadas, etc.).

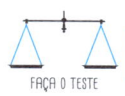
FAÇA O TESTE

## Avaliar a autoestima

A seguir, você verá a escala de autoestima criada em 1965 pelo sociólogo americano Morris Rosenberg. Essa escala é muito utilizada para a avaliação de autoestima no mundo. Para cada uma das afirmações seguintes, indique a que ponto ela é verdadeira para você. Para tanto, selecione o número apropriado, de 1 (discordo totalmente) a 4 (concordo totalmente):

| | Discordo totalmente | Não concordo | Concordo parcialmente | Concordo totalmente |
|---|---|---|---|---|
| | 1 | 2 | 3 | 4 |
| Penso que sou uma pessoa de valor ou pelo menos igual a qualquer outra | | | | |
| Penso que tenho algumas qualidades | | | | |
| Se pensar bem, acho que sou um fracassado | | | | |
| Sou capaz de fazer as coisas tão bem quanto a maioria das pessoas | | | | |
| Tenho poucos motivos para estar orgulhoso de mim | | | | |
| Tenho uma atitude positiva a meu respeito | | | | |
| No conjunto, estou satisfeito comigo | | | | |
| Gostaria de ter mais respeito por mim mesmo | | | | |
| Às vezes, me sinto realmente inútil | | | | |
| Acredito, às vezes, que não sou bom para nada | | | | |

Adicione os seus pontos às questões 1, 2, 4, 6 e 7. Para as questões 3, 5, 8, 9 e 10, inverta a sua pontuação (ou seja, é preciso contar 4 se você escolheu o número 1; 3, se você contar o número 2, etc.). Depois, some os seus pontos; você deverá chegar a um total entre 10 e 40:

*se você obtiver uma pontuação inferior a 31, a sua autoestima
é fraca e parece ser necessário trabalhar essa questão;
se você obtiver uma pontuação entre 31 e 33, a sua autoestima
é média; alguns domínios deveriam ser trabalhados;
se você obtiver uma pontuação entre 34 e 40, a sua autoestima é alta.*

# Como melhorar a autoestima?

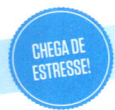

O nosso bem-estar, a nossa qualidade de vida e as nossas relações interpessoais são fortemente condicionados pela estima que temos de nós. Marshall Rosenberg descreveu mais precisamente a autoestima como uma atitude avaliativa para consigo:

> *A autoestima é uma atitude positiva ou negativa em relação a um objeto particular, a saber, a si mesmo. Uma autoestima elevada exprime o sentimento de que estamos "suficientemente bem". O indivíduo sente simplesmente que é uma pessoa de valor; respeita a si mesmo pelo que ele é, mas não fica estupefato diante de si nem espera que os outros fiquem estupefatos por ele. Ao mesmo tempo, não se considera necessariamente superior aos outros.*

Estar suficientemente bem, estar satisfeito consigo mesmo... mas como podemos contribuir para uma melhor estima de nós mesmos?

## Conhecer-se melhor

A primeira regra em matéria de autoestima é se conhecer e ser capaz de identificar aquilo de que gostamos ou não gostamos em nós. É preciso poder falar tanto dos seus fracassos quanto dos seus sucessos, dos seus defeitos e das suas qualidades. Isso, por si só, já é bom, mas se aceitar é também muito importante. Para tanto, é necessário assumir totalmente quem somos, sem procurar ser como este ou aquele, mas como uma pessoa que respeita os seus próprios valores e que procura estar bem "na própria pele".

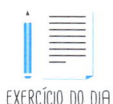

EXERCÍCIO DO DIA

## QUEM SOU EU?

Aqui está um pequeno exercício para se conhecer melhor. Marque os adjetivos que combinem com você.

| Características | | Características | | Características | |
|---|---|---|---|---|---|
| Otimista | | Evasivo | | Amigável | |

(cont.)

| Características | | Características | | Características |
| --- | --- | --- | --- | --- |
| Conformista | | Calmo | | Impressionável |
| Franco | | Maduro | | Lógico |
| Honesto | | Realista | | Manipulador |
| Humilde | | Afirmativo | | Modesto |
| Reservado | | Despreocupado | | Objetivo |
| Estável | | Alerta | | Observador |
| Curioso | | Determinado | | Emocional |
| Independente | | Frívolo | | Passivo |
| Metódico | | Exigente | | Divertido |
| Expressivo | | Impaciente | | Paciente |
| Idealista | | Ciumento | | Orgulhoso |
| Impulsivo | | Irritável | | Radical |
| Minucioso | | Confiável | | Rígido |
| Generoso | | Aberto | | Sentimental |
| Responsável | | Alegre | | Tímido |
| Sociável | | Bom coração | | Compreensivo |
| Simpático | | Imaginativo | | Tenaz |
| Audacioso | | Desajeitado | | Vulnerável |
| Ambicioso | | Sensível | | Gentil |
| Autoritário | | Solitário | | Corajoso |
| Autoconfiante | | Reservado | | Artístico |
| Obediente | | Sorridente | | Desorganizado |
| Caloroso | | Atencioso | | Acolhedor |
| Confiante | | Determinado | | Sincero |
| Consciente | | Disciplinado | | Talentoso |
| Nervoso | | Subserviente | | Pensativo |
| Dinâmico | | | | |

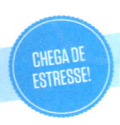

Conhecer-se melhor é aprender a olhar a própria personalidade e o próprio comportamento de forma totalmente honesta. Releia o que você assinalou e tente relacioná-lo a diferentes acontecimentos que já viveu. Colocar isso no papel pode lhe trazer um esclarecimentos sobre as situações nas quais você se sente mais à vontade e nas quais a sua personalidade pode desenvolver-se mais.

### Estabelecer objetivos

O melhor meio de conhecer o nosso potencial, como já foi visto, é vencer um desafio qualquer. Muitas pessoas que têm uma boa autoestima estabelecem regularmente pequenos objetivos para si mesmas: fazer uma caminhada uma vez por semana, iniciar uma nova atividade, etc. Pouco importa qual seja, a vida cotidiana apresenta ocasiões suficientes para fixarmos objetivos e desafios às vezes muito modestos. O seu desafio, como foi visto neste livro, é lidar melhor com o seu estresse, é ter uma vida que se adapte melhor às suas necessidades, e se engajar nisso. O fato de poder realizar algo novo é muito gratificante e permite iniciar todo um processo. Não espere para ficar motivado, mãos à obra!

### Apreciar aquilo que somos

Quando você tem nas mãos uma cédula de cem reais, você pode amarrotá-la, fazer uma bola, dobrá-la em dez: ela continuará a ter o mesmo valor, a menos que você a rasgue.

É mais ou menos isso que acontece com a autoestima e com o reconhecimento do nosso valor pessoal. Ao nascer, você adquiriu um valor fundamental, que faz de você uma pessoa única. Então, conscientize-se de que você é especial.

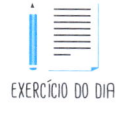

EXERCÍCIO DO DIA

## Cuidar de si mesmo

Feche os olhos, imagine a pessoa mais importante para você e diga do que mais gosta nela. Você viu como é fácil fazer isso para outra pessoa?

Agora, feche os olhos e diga mentalmente do que você mais gosta em você mesmo, quais são as suas qualidades e os seus pontos fortes. Fique na frente de um espelho e repita, em voz alta, o que aprecia em você. Tente praticar esse exercício regularmente, com muita benevolência: aquilo que você disser vai interferir positivamente na sua percepção de si mesmo e, consequentemente, na sua autoestima. Não se deixe aborrecer pela dificuldade que pode sentir, muitas vezes é difícil ser gentil consigo mesmo.

Outra estratégia consiste em aceitar os elogios de forma sincera e autêntica. Os elogios podem nos deixar pouco à vontade. Nesses momentos, é comum desvalorizá-los ("Não é nada disso...", "É bondade sua dizer isso..."). Aceite os elogios que dão valor aos seus pontos fortes e às suas capacidades.

## Procurar amizades positivas

Cerque-se das pessoas certas, daquelas que lhe fazem bem. O apoio social é um elemento primordial para a autoestima e para a gestão do estresse. É salutar ter uma boa conexão com os outros, mesmo que o seu círculo de amigos seja restrito. Procure relações que lhe proporcionem o sentimento de ser amado e de ser ajudado. Isso terá um impacto sobre você, pois esse sentimento de inclusão o valorizará nos dois sentidos. Estas são algumas pistas que contribuem para uma relação íntima e durável: interesses comuns – lazeres, atividades recreativas –, um equilíbrio nas suas respectivas necessidades de independência e de proximidade, a aceitação e o apoio mútuo do seu crescimento pessoal, dos seus defeitos e de suas respectivas fraquezas, o compartilhamento dos seus sentimentos e das suas emoções, dos gestos afetuosos, uma sólida comunicação e uma confiança mútua, valores e necessidades comuns.

## Afirmar-se

Como já foi dito, se afirmar é um excelente meio de evitar os estresses supérfluos. Para termos relações sadias e positivas com os outros, temos de poder expressar o que pensamos, o que queremos, o que sentimos, respeitando o que o outro pensa, quer e sente. A autoestima está diretamente ligada ao amor e à aceitação que temos por nós. A autoafirmação é uma porta totalmente aberta para o respeito: temos o direito de contradizer o outro, de responder, de recusar, de perguntar. Por conseguinte, se tivermos uma fraca autoestima ou se formos demasiado sensíveis à rejeição, não ousaremos ser autênticos. Aprender a se afirmar aumentará a sua autoestima e a sua autoconfiança, e melhorará a sua consciência pessoal.

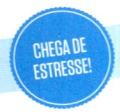

### Ter uma atitude propícia à autoestima

Uma boa autoestima começa por um princípio fundamental: não se rebaixar! Você tem o direito de cometer erros, mas, em vez de se criticar, use algum tempo para examinar o que fez, o que aprendeu – não se castigue! Aprenda a se recompensar com pequenas coisas bem simples: uma distração à noite, uma boa refeição, uma música relaxante. Considere o episódio como uma fonte de informação sobre as coisas que você ainda tem de aprender.

### Perseverar

Assuma um compromisso consigo mesmo; apesar dos obstáculos, sinta em você a vontade de ter êxito. Seja tenaz! O sucesso que acompanha uma atitude como essa permite ter certeza de que aquilo que alcançamos é consequência de nossos esforços. A sua autoestima vai agradecer esse presente.

### Assumir riscos

Essa ideia não é novidade para você: aceite os desafios! Aprenda a sair da sua zona de conforto e não procure a segurança e a facilidade a qualquer preço. Essa atitude pode limitar o seu potencial para concretizar as suas metas. Tente, experimente, assuma o risco de desagradar e de quebrar a cara: é uma excelente vacina contra a incerteza e o medo do fracasso. Guarde na memória o que disse Bill Cosby: "Não sei qual é a chave do sucesso, mas a chave do fracasso é tentar agradar a todos".

### Evitar as armadilhas da comparação

Essa é uma tentação, e pode aparecer para você. Aceite-a como um pensamento que lhe perpassa a mente, mas não se deixe apanhar por ela. Se você precisar se comparar, seja realista e justo na sua comparação: você tem todos os fatos ou apenas uma visão parcial da pessoa ou da situação? A grama do vizinho seria, necessariamente, mais verde?

### Tome cuidado com a tagarelice interior

"É inútil... para quê?", "não vai dar certo...". É chegado o momento de analisar a situação: esse pensamento é realista? Ele vai ajudar a me sentir melhor? A seguir em frente? A enfrentar a situação? Será que os outros teriam o mesmo tipo de pensamento que eu diante dessa situação? Se a resposta for não, você sabe que existem outras respostas mais construtivas e benévolas. E, sim, você pode se sair tão bem quanto a maioria das pessoas.

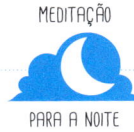

MEDITAÇÃO

PARA A NOITE

- ✔ A autoestima é a apreciação que fazemos do nosso valor pessoal.
- ✔ Uma boa autoestima pode não só modificar a nossa forma de enfrentar o estresse mas também melhorar o nosso bem-estar, a nossa qualidade de vida e a qualidade das nossas relações interpessoais.
- ✔ Aprender a se conhecer e a ser capaz de identificar aquilo do que se gosta ou não é o primeiro passo para a construção de uma boa autoestima.
- ✔ A melhora da autoestima é consequência do estabelecimento de objetivos, da apreciação do que somos, da busca por relações positivas, da comparação justa e realista com os outros e da autoafirmação.

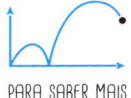

PARA SABER MAIS

→ ANDRÉ, C. *Imparfaits, libres et heureux: pratiques de l'estime de soi* [Título em português: *Imperfeitos, livres e felizes: práticas de autoestima*]. Paris: Odile Jacob, 2006.
→ ANDRÉ, C. & LELORD, F. *L'estime de soi* [Título em português: *Autoestima: amar a si mesmo para conviver melhor com os outros*]. 2ª ed. Paris: Odile Jacob, 2007.

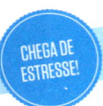
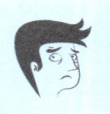
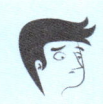

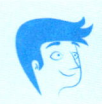
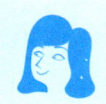

– Pierre, pronto, quase lá!

– Sim, Sandrine, e eu tenho a impressão de que começamos este programa há uma eternidade! Para eu ficar mais tranquilo... você não fez tudo, né?

– É claro que não! Aliás, não fiz mais do que você... mas fizemos o possível, certo? Temos trabalho por um bom tempo!

– Sim, é o final, mas na verdade é só o começo...

– Chega de estresse! Estamos no caminho... e a estrada já está um pouco diferente, não?

# 21º DIA

## Avaliação do programa

### *Eye of the tiger*

Sylvester Stallone nasceu em Nova York, em 1946, no seio de uma família modesta – o pai, Frank Stallone, era um cabeleireiro de origem italiana, e a mãe era ex-dançarina. A família era tão pobre que sua mãe o teve na entrada de uma escola, com a ajuda de um estudante. O parto foi tão difícil que paralisou o lado direito do rosto da criança. Apesar disso, o jovem Sylvester sonhava em se tornar um astro do cinema. Rejeitado pelo pai, irrequieto (foi expulso de catorze escolas diferentes), seus colegas de classe o elegeram como "o mais suscetível de ir parar em uma cadeira elétrica". Trabalhava em empregos precários, mas conseguiu estudar arte dramática em Miami, voltando depois a Nova York, onde tentou ingressar na Broadway. Nesse momento da sua vida, ele estava casado, e a sua mulher lhe pediu para encontrar um emprego de verdade, em vez de se dedicar ao "seu sonho completamente idiota", ao que ele respondeu: "Se eu encontrar outro emprego, vou perder a única coisa que me resta, a sede de sucesso, e estarei vendendo o meu sonho a qualquer outra pessoa".

Durante aqueles anos difíceis, Sylvester Stallone pensou no roteiro de *Rocky*, a história de um mísero lutador de boxe que vê surgir a chance da sua vida no dia em que o campeão mundial desse esporte lhe propõe enfrentá-lo no ringue. Ele escreveu o roteiro do filme em 84 horas a fio.

Convencido de que o papel de Rocky Balboa poderia ser a grande virada na sua vida, ele se recusou a vender o script se não tivesse a garantia de fazer o papel principal. Mas as dificuldades financeiras continuaram presentes. Stallone se viu obrigado a vender o seu cão por cinquenta dólares para comprar comida. Entretanto, os produtores estavam prestes a

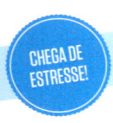

aumentar as ofertas pela venda do script, mas não queriam que ele encenasse o papel principal, em razão da falta de experiência. Pensavam em Burt Reynolds ou Robert Redford. Apesar do milhão de dólares proposto, Stallone recusou e não mudou de posição. Acabou vencendo a disputa, mas por uma quantia insignificante (35 mil dólares) para um filme, produzido em 1976 por John Avildsen. Stallone realizou uma proeza: o filme foi rodado em um mês com esse orçamento irrisório. Assim como o seu personagem, ele ganhou a cena, tornando-se o astro de um filme de sucesso (171 milhões de dólares de rendimento e dez indicações ao Oscar).

## E você?

Esse relato traz a história de um homem "comum" que se afirma e se realiza graças à coragem e à oportunidade que ele soube agarrar. Stallone estava convencido do seu próprio sucesso. Tinha uma fé inabalável (aliás, ele precisou dela para alguns filmes que ousou fazer!) e sabia que podia encontrar o seu caminho. Ou seja: cabe unicamente a você construir o seu sucesso e se responsabilizar por ele.

Agora chegamos ao final dos nossos 21 dias e a questão continua em aberto: você deseja obter sucesso? Em outras palavras, tem vontade de se empenhar o máximo possível para fazer dessa gestão do estresse um estilo de vida?

Reflita sobre a noção de estabelecer etapas intermediárias entre o seu ponto de partida e o seu objetivo. Ele deverá ser concreto, claro e preciso, formulado afirmativamente, e deverá depender inteiramente de você, ser realizável e mensurável. Finalmente, deverá ser ecológico, isto é, uma vez que seja atingido, você encontrará um ponto de equilíbrio. Pense também se existe algum inconveniente em atingir o seu objetivo para avaliar os medos e as resistências que existem em você e que obstruem o caminho diante da sua meta.

O meu objetivo é . . . . . . . . . . . . . . . . . . . . . . . . . . . . . . . . . . . . . . . . . . . . . . . . . . . . . . .

O que mais apreciei no programa foi . . . . . . . . . . . . . . . . . . . . . . . . . . . . . . . . . . . . .

. . . . . . . . . . . . . . . . . . . . . . . . . . . . . . . . . . . . . . . . . . . . . . . . . . . . . . . . . . . . . . . . . . . . . . .

. . . . . . . . . . . . . . . . . . . . . . . . . . . . . . . . . . . . . . . . . . . . . . . . . . . . . . . . . . . . . . . . . . . . . . .

O que eu acho mais difícil de realizar é . . . . . . . . . . . . . . . . . . . . . . . . . . . . .

. . . . . . . . . . . . . . . . . . . . . . . . . . . . . . . . . . . . . . . . . . . . . . . . . . . . . . . . . . . . .

. . . . . . . . . . . . . . . . . . . . . . . . . . . . . . . . . . . . . . . . . . . . . . . . . . . . . . . . . . . . .

Depois de terminar este programa, eu me comprometo a . . . . . . . . . . . . .

. . . . . . . . . . . . . . . . . . . . . . . . . . . . . . . . . . . . . . . . . . . . . . . . . regularmente.

É muito importante não confundir os meios e os objetivos. O objetivo pode ser "me realizar plenamente no trabalho sem estresse e com prazer", mas se o meio for "se matar na tarefa 12 horas por dia", isso tem algum sentido? Portanto, como você deseja obter êxito?

Você já viu que, neste programa, algumas atividades são mais simples de executar do que outras. Tenha mais êxito mantendo contato com diferentes princípios de realidade, com os seus valores e com as suas necessidades, não com os dos outros. Se o estresse surgir em sua vida, é sem dúvida porque uma dessas três coisas, ou mesmo as três, estavam esquecidas.

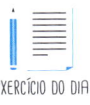

XERCÍCIO DO DIA

## ÚLTIMO EXERCÍCIO DO PERCURSO

Agora, pare um pouco e se imagine vencendo o seu desafio. Feche os olhos e se veja daqui a um ano, cinco anos e, por que não, dez anos:
- Como é se deparar com essa realidade?
- O que você está fazendo?
- O que consegue fazer melhor?
- Com quem você está?
- Em que lugar?
- Há algum cheiro ou imagem associada a essa visualização?
- Não tenha reserva nem limites: seja ambicioso, permita-se sonhar.

Este livro é só o primeiro passo de uma longa viagem progressiva e pacífica rumo à gestão do estresse. Lembre-se de que, às vezes, ela pode se assemelhar a uma viagem pela estrada: apesar do caminho balizado e predeterminado para chegar ao destino, você se distrai, passa da alça de acesso e se afasta da sua rota. Nessa situação, precisamente, o que você faria? Como a maioria das pessoas, você faz o retorno e tenta pegar a saída correta, simplesmente isso.

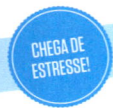

Assim, alinhe os objetivos que você quer realizar com os meios para alcançá-los e entre em ação! Caso contrário, tudo não passará da fase do sonho, da fantasia. Não se esqueça de celebrar os seus êxitos e seja entusiasta, pois é importante voltar o seu olhar para o que realmente funciona, para o que foi bem realizado, pois isso ajuda a ancorar realmente os nossos sucessos. Celebre as suas maiores realizações: faça uma festa para celebrar o seu desafio de 21 dias de gestão do estresse!

O sucesso se constrói pouco a pouco, testando o que funciona bem para você e o que não funciona tão bem, avançando lentamente e se preparando. O sucesso requer trabalho e perseverança, pois, no fundo, ele é a soma de pequeninos esforços repetidos dia após dia.

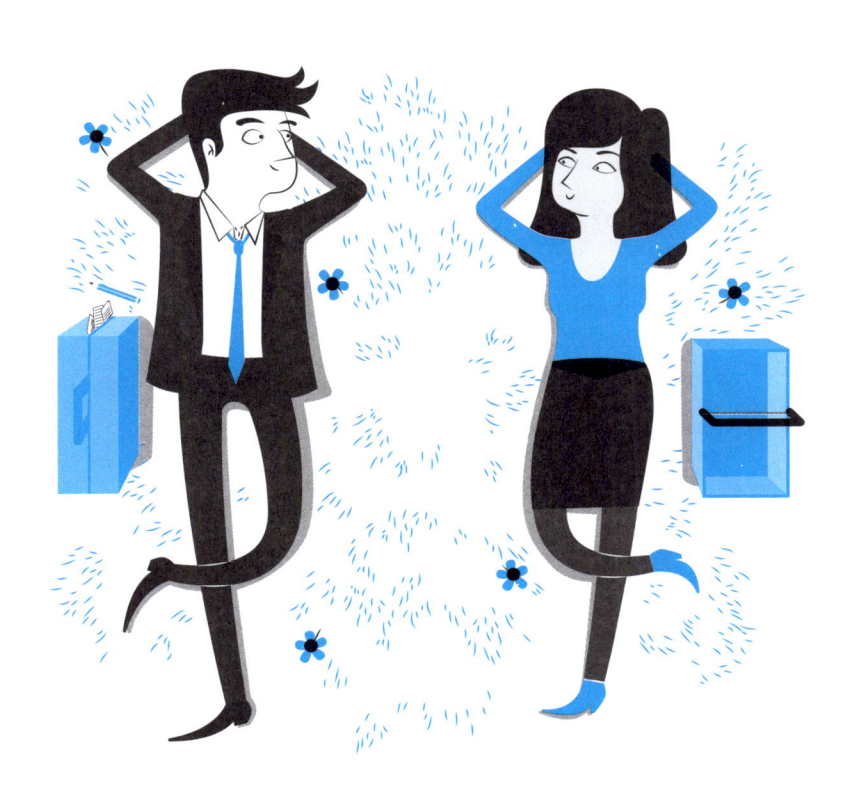

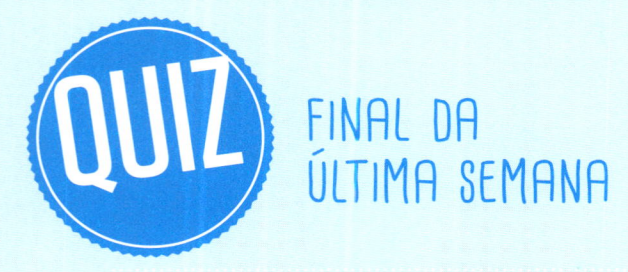

# QUIZ FINAL DA ÚLTIMA SEMANA

**1.** **A psicologia positiva pode ser definida como:**
a. uma reflexão científica sobre o funcionamento humano ideal.
b. um procedimento de investigação dos processos psíquicos.
c. a exploração do inconsciente.

**2.** **Para aumentar o bem-estar, Martin Seligman sugere que nossas vidas estejam voltadas para:**
a. mais engajamento e sentido.
b. mais prazer e dinheiro.
c. mais lazer e menos trabalho.

**3.** **O açúcar...**
a. é um verdadeiro combustível para o estresse.
b. é um auxílio sem risco nos períodos difíceis.
c. aumenta os níveis de neurotransmissores no cérebro.

**4.** **O triptofano é encontrado:**
a. nas proteínas e nos produtos lácteos.
b. nos legumes verdes, essencialmente.
c. nos cereais integrais.

**5.** **A atividade física tem efeito clinicamente benéfico para o estresse:**
a. ao fim de 30 minutos, três vezes por semana.
b. em uma sessão de 2 horas por semana, independentemente da distribuição do tempo.
c. desde os primeiros 5 minutos.

**6.** **A atividade física libera:**
a. endorfina.          b. cortisol.          c. triptofano.

**7.** **Os ansiolíticos têm por efeito:**
a. regular o humor.
b. acalmar a ansiedade.
c. curar o estresse.

**8.** **As soluções alternativas aos medicamentos psicotrópicos:**
a. não têm nenhum valor científico atualmente.
b. não são tão eficazes.
c. oferecem resultados muito interessantes apoiados em estudos sérios.

**9. O perfeccionista:**
   a. nunca está satisfeito e aspira sempre ao melhor.
   b. está ancorado na realidade e aprende com os seus fracassos.
   c. aceita os contratempos com gratidão.

**10. Na lei de Pareto:**
   a. 80% dos países detêm 20% das riquezas.
   b. 20% dos efeitos são produto de 80% de causas.
   c. 80% das realizações requerem 20% do esforço total.

**11. A autoestima é:**
   a. a avalição que se faz do próprio valor pessoal.
   b. a capacidade de levar a melhor sobre os outros.
   c. muito flutuante no tempo.

**12. A melhora da autoestima:**
   a. é muito difícil porque tudo se decide antes dos 6 anos.
   b. repousa em uma apreciação mais justa de quem somos e na busca de relações positivas.
   c. depende da comparação com os outros.

**13. Qual é a frase marcante de Rocky?**
   a. "The eye of the tiger."
   b. "Adriaaaaaaaan!"
   c. "Yes, I can!"

## Respostas

21º DIA

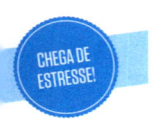

# MEU DIÁRIO
# DE BORDO

# 1ª semana

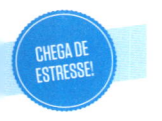
CHEGA DE
ESTRESSE!

# 2ª semana

# 3ª semana

# Avaliação

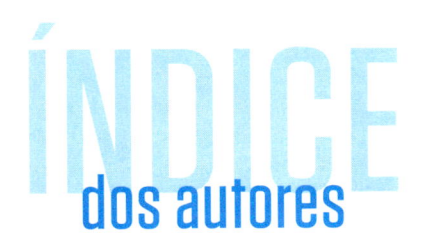

# ÍNDICE dos autores

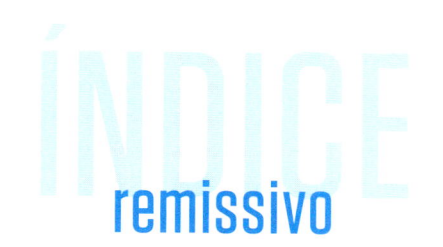

# ÍNDICE remissivo

# Índice de conteúdo